Wesen und Bedeutung der
Geschichte der Pharmazie
Drei Vorträge

von

Georg Urbang

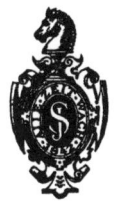

Springer-Verlag Berlin Heidelberg GmbH 1927

Alle Rechte, insbesondere das der Übersetzung
in fremde Sprachen, vorbehalten

ISBN 978-3-662-31755-6   ISBN 978-3-662-32581-0 (eBook)
DOI 10.1007/978-3-662-32581-0

Herrn Geheimen Regierungsrat Professor

Dr. Hermann Thoms

mit seiner gütigen Erlaubnis

zugeeignet

Geleitwort.

Geschichte der Pharmazie! Das klingt so einfach. Die Verwirklichung aber verlangt Großes, ja noch mehr, denn sie stößt auf verschiedene Schwierigkeiten, die merkwürdigerweise oder, richtiger gesagt, menschlicherweise erst jetzt zutage treten, nachdem eine eigene Gesellschaft gegründet wurde, welche die pharmazeutische Geschichtsforschung auf geregelte und wissenschaftliche Bahnen bringen möchte.

Tatsächlich sind es nur kleine Differenzen, welche sich bei allseitigem guten Willen leicht überbrücken ließen, um auf einem grundfesten Boden endlich die Geschichte unseres unbestreitbar ruhmvollen Standes zu vollenden. Unzählige Bausteine liegen prächtig zugemeißelt, gebrauchsfertig zum Aufbau bereit. Dafür hat besonders das Quadrifolium der pharmazeutischen Altmeister Berendes, Peters, Schelenz und Tschirch gesorgt. Wir Jungen müssen uns die Lorbeeren erst erwerben, und wir können es auch, wenn wir unentwegt und unbeirrt durch alltägliche Kleinlichkeiten den vorbereiteten Bau sachgemäß und geleitet von Wahrheitsliebe ausführen. In der kurzen Zeit seit der Gründung der Gesellschaft für Geschichte der Pharmazie haben sich Männer aus allen Kulturstaaten ohne jede besondere Aufforderung bereiterklärt, an dieser Arbeit teilzunehmen. Jeder Austausch von Ideen zur Durchführung und Klärung ist zu begrüßen.

Herr Georg Urdang hat sich in drei Vorträgen mit der früheren Geschichtschreibung der Pharmazie, ihrer Neugestaltung und ihrem Arbeitsgebiet befaßt, und macht nun diese Vorträge der Allgemeinheit zugänglich. Es ist besonders anerkennenswert, daß der Autor gerade diese heikle Frage mit überzeugender Beredsamkeit zu lösen versucht. So mögen nun die Bogen hinausflattern, und neue, ebenso tatkräftige Mitglieder, wie Herr Urdang eines ist, für die Geschichte der Pharmazie gewinnen.

Innsbruck, 8. Dezember 1926.

L. Winkler.

Zur Einführung.

Für die Geschichtschreibung und Lehre der Pharmazie scheint eine neue, eine fruchtbare Zeit anbrechen zu wollen. Die trotz des innerhalb der Philosophie geführten Kampfes gegen den „Historismus" immer weitere Kreise in ihren Bann ziehende Einsicht von der Bedeutung der Kenntnis der Vergangenheit für die Wertung der Gegenwart, für die Vorbereitung und Gestaltung der Zukunft, beginnt auch in der Pharmazie Geltung zu gewinnen. Die Zahl der an der Geschichte der Pharmazie Interessierten, der forschend, schreibend und lehrend an ihr und für sie Tätigen ist in ständigem Wachsen begriffen. So dürfte auch für diesen Sonderzweig der Kulturgeschichte jener Zeitpunkt gekommen sein, in dem sie den Nachweis dafür zu liefern hat, daß sie nicht nur eine ästhetisch-dilettantische Liebhaberei einzelner, daß sie eine mit wissenschaftlicher Methodik zu bearbeitende, zu lehrende und zu lernende Disziplin ist.

Wodurch kann dieser Nachweis erbracht, womit kann er einwandfrei erhärtet werden? Die Existenz jeder als Sonderfach wissenschaftlicher Forschung und Lehre geltenden Disziplin beruht auf ihrer Abgrenzung gegen ihre Nachbargebiete. Eine Abgrenzung, deren Berechtigung dadurch erhärtet wird, daß dem dergestalt isolierten Wissens- und Erkenntnisbezirk eine ihm eigentümliche, seine Zweckbestimmung und seinen Geltungsbereich erschöpfend und klar zum Ausdruck bringende Disposition innewohnt, die sich ohne große Mühe aus ihm herausschälen und als seine Systematik formulieren läßt.

Diese Abgrenzung und diese Disposition auch für die so und nur so zum Range einer selbständigen Disziplin zu erhebende Geschichte der Pharmazie durchzuführen und nachzuweisen, war der Zweck der an dieser Stelle zusammengefaßten Vorträge. Sie haben in ihrem Wortlaut, nicht in ihren Inhalten manche Wandlung erfahren. Besonders der zweite Vortrag ist wesentlich verändert worden. Das liegt einesteils daran, daß die in ihm enthaltenen mannigfachen Wiederholungen vieler Ausführungen der ersten Rede bei diesem gemeinsamen Abdruck gestrichen werden konnten, und hat des weiteren seinen Grund darin, daß sich angesichts verschiedener Einwendungen gegen die von mir vorgeschlagene Abgrenzung des Arbeitsgebietes der Geschichte der Pharmazie eine deutlichere und eingehendere Erläuterung notwendig machte, als ich sie ursprünglich für erforderlich gehalten hatte.

Was bei älteren Disziplinen mit längerer akademischer Vergangenheit eine allmählich sich entwickelnde Tradition zu einer allseitig anerkannten Selbstverständlichkeit, zur Grundlage der Lehraufträge und der Forschung der in ihnen Tätigen hat werden lassen, ist bei jeder neuzubegründenden Disziplin eine Frage des Entschlusses. Bei der Tragweite dieses Entschlusses können die für ihn maßgeblichen Tatsachen nicht sorgfältig genug abgewogen, müssen sie in allen ihren Voraussetzungen und Folgen so konsequent überdacht werden, daß er sich schließlich als zwangsläufig von selbst ergibt.

Ich glaube, daß der Entschluß, zu dem ich in meinen nachstehenden Darlegungen gelangt bin, ein sich zwangsläufig aus den Tatsachen ergebender, daß er der einzige ist, der eine wirkliche Umgrenzung des Arbeitsgebietes der Geschichte der Pharmazie herbeizuführen, der diese Geschichte zu systematisieren vermag. Fraglos ist nichts schmerzlicher als der Verzicht auf Unbegrenztheit. Aber nur, wer das Land absteckt, das er zu bearbeiten gedenkt, wird ihm Höchsterträge abgewinnen. „In der Beschränkung zeigt sich erst der Meister." Man wird dieses Dichterwort dahin variieren können, daß nur wer sich sein Arbeitsfeld bewußt beschränkt, es auch wirklich wird meistern können. Die Geschichte der Pharmazie als liebhaberisch betriebene Betätigung ist praktisch bedeutungslos geworden. Sorgen wir dafür, daß sie als systematisch bearbeitete Disziplin neu erblühe, kräftiger und schöner als je zuvor.

Berlin, im Januar 1927.

Georg Urdang.

I.
Die pharmazeutische Geschichtschreibung in Deutschland.

Vortrag, gehalten am 17. Januar 1923 in der Deutschen Pharmazeutischen Gesellschaft.

Drei Männer waren es vor allem, an die sich seit Jahrzehnten für jeden auch nur oberflächlich an der Geschichte der Pharmazie Interessierten der Begriff der pharmazeutischen Geschichtschreibung in Deutschland knüpfte: Berendes, Peters und Schelenz.

Die deutsche Pharmazie hat das Glück gehabt, dieses Dreigestirn fachhistorischer Forschung und Schilderung weit über ein Menschenalter hinaus schaffend und wirkend nebeneinander zu besitzen. Sie muß sich jetzt damit abfinden, sie alle kurz hintereinander verloren zu haben. Am 6. Juli 1914 starb im Alter von 78 Jahren Berendes, am 9. Mai 1920 ging 72jährig Hermann Peters zur ewigen Ruhe ein und am 28. September 1922 nahm der Tod dem 75jährigen Schelenz die nimmerrastende Feder aus der hingesunkenen Rechten. Sie alle haben trotz ihres fast patriarchalischen Alters bis zum letzten Tage ihres Lebens rüstig weitergearbeitet an dem ragenden Gebäude, zu dessen Aufrichtung sie von seiner Fundamentierung an Baustein um Baustein haben herbeitragen helfen. Nun sie ihr Werk haben verlassen müssen, erhebt sich für die deutsche Pharmazie die Frage nach den Aufgaben, die uns nach dem Tode, die uns durch den Tod dieser drei Männer erwachsen sind. Handelt es sich nur darum, das auf uns gekommene Vermächtnis getreulich zu verwalten und zu bewahren oder müssen wir darüber hinaus nach neuen Wegen suchen, um jenem letzten Ziele näher zu kommen, dem die Dahingeschiedenen nach besten Kräften nachgegangen sind?

Es ist ein alter Grundsatz aller wissenschaftlichen Forschung, nichts als selbstverständlich vorauszusetzen, sondern jede Tatsache und jede Begriffsfeststellung, soll sie zur Basis empirischer oder gedanklicher Weiterarbeit gemacht werden, noch einmal auf ihre absolute Richtigkeit hin nachzuprüfen. So werden wir, wenn wir uns mit pharmazeutischer Geschichtschreibung zu befassen haben, zunächst die Frage stellen müssen, ob es eine solche Geschichtschreibung im strengen Wortsinne überhaupt gibt und geben kann, und wie sie, falls die Antwort bejahend lauten sollte, beschaffen sein muß, um dem einmal präzisierten Begriffe voll zu entsprechen.

I. Die pharmazeutische Geschichtschreibung in Deutschland.

Die Antwort ist nicht ohne weiteres zu geben. Sie erfordert eine Vorfrage, die die eigentliche, die entscheidende ist: Was ist überhaupt „Pharmazie", was hat man, auf eine knappe Formel gebracht, unter dieser Bezeichnung zu verstehen?

So einfach, ja so lächerlich diese Frage angesichts des Alters des Wortes „Pharmazie" und seines gewohnheitsmäßigen Gebrauchs für einen bestimmten Stand, seine Arbeitsmethoden und die von ihm erfüllten Aufgaben auf den ersten Blick auch erscheinen mag, so schwierig oder richtiger eigentümlich liegen die Dinge in Wirklichkeit. Das Problem dieses Wortbegriffs deckt sich mit dem, was man irrigerweise, aus falschverstandenen Geltungsgründen, lange Zeit hindurch für das Problem des Apothekerstandes überhaupt hielt: Gibt es eine autonome Apothekenwissenschaft als solche oder nicht?

Wir können bei der Untersuchung dieser Frage von verschiedenen Gesichtspunkten ausgehen. Einmal — und das ist wohl das Nächstliegende — von der praktischen Arbeit des auf der Höhe fachlicher Ausbildung stehenden berufstätigen Apothekers. Seine Beschäftigung besteht, soweit sie sich im Rahmen seiner eigentlichen, seiner „pharmazeutischen" Aufgaben hält, in der Zubereitung — seltener in der Sammlung — in der Untersuchung, Wertbestimmung und Verabreichung von Arzneien. Sie ist, um mit Berendes zu sprechen, nicht die Frucht einer „selbständigen Wissenschaft oder Kunst, sondern sie stützt sich auf eine Anzahl naturwissenschaftlicher Fächer, vornehmlich auf Chemie, Botanik und die mit ihr zusammenhängende Pharmakognosie. Sie ist also eine Kombination von Wissenschaft und Kunst, das theoretische Wissen bildet die Grundlage für das praktische Können"[1]). An anderer Stelle wird der gleiche Gedanke von Berendes noch schärfer zum Ausdruck gebracht[2]).

Der Grundfehler jener Auffassung, die aus Rücksicht für den Apotheker der von ihm vertretenen Pharmazie den Charakter einer selbständigen Wissenschaft auf alle Fälle glaubte wahren zu müssen, lag in dem Übersehen der Tatsache, daß der wissenschaftliche Charakter des Apothekers zu der Frage der Selbständigkeit einer pharmazeutischen Wissenschaft als solcher nur in sehr losem Zusammenhange steht. Daß der Apotheker seine Berufstätigkeit auf Grund wissenschaftlicher Erkenntnisse und mit Hilfe wissenschaftlicher Methoden ausübt, stempelt ihn zum Wissenschaftler, ganz unabhängig davon, ob der Beruf, dem seine Arbeit gilt, den Charakter einer selbständigen Wissenschaft besitzt oder nicht. Ja, es ließe sich das Paradoxon aufstellen, daß der Apotheker, gerade weil er auf den Erkenntnissen und den Arbeitsmethoden verschiedener Wissenschaften aufbaut, in gewissem Sinne den wissenschaft-

---

[1]) Berendes: Der angehende Apotheker, Lehrbuch der pharmazeutischen Hilfswissenschaften. Stuttgart; Ferdinand Enke.
[2]) Berendes: Das Apothekenwesen. S. IV. Stuttgart: Ferd. Enke.

I. Die pharmazeutische Geschichtschreibung in Deutschland.

lichen Radius seiner Persönlichkeit weiter ausspannt als der Jünger mancher anderen, in sich geschlossenen Disziplin, der man den Charakter einer autonomen Wissenschaft nicht wird bestreiten können. Eine These, die allerdings eine gründliche Ausbildung auf allen in Betracht kommenden Arbeitsgebieten zur Voraussetzung hat.

Jedenfalls — die vielen Bereicherungen, die den Naturwissenschaften aus den Bezirken der Pharmazie zuwuchsen, sie sind ein erfreulicher Beweis für die wissenschaftliche Eignung der Apotheker, für die wissenschaftliche Atmosphäre in den Apotheken, an der Tatsache, daß die Pharmazie als solche nicht als selbständige Wissenschaft zu gelten hat, vermögen sie nichts zu ändern. Die Ruhmestaten der aus der Pharmazie stammenden oder bis an ihr Lebensende in ihr tätigen Naturwissenschaftler gehören den Disziplinen an, mit deren Methodik und auf deren Arbeitsgebiet sie zutage gefördert wurden. Sie werden, wie Peters schreibt, „in den Geschichten der Botanik und Chemie stets unvergessen bleiben"[1]. Für die Geschichte der Pharmazie sind sie nur insofern von Bedeutung, als diese ihre Urheber stolz zu den Ihren zählen darf, als der Pharmazie mitunter aus diesen Errungenschaften einer ihrer Hilfswissenschaften besondere Befruchtungen und Förderungen erwachsen sind.

So gehören auch die eigentlichen Arzneiwissenschaften als Wissenschaften teils in das Gebiet der Pharmakognosie, teils in das der pharmazeutischen Chemie. Eine Geschichte der Arzneiwissenschaften bildet somit, soweit sie sich auf Drogen pflanzlichen und tierischen Ursprungs erstreckt, einen notwendigen Bestandteil der Pharmakognosie. Sie hat, soweit sie sich mit Arzneimitteln chemischer Herkunft befaßt, ihren Platz innerhalb der Geschichte der Chemie.

Wir werden mithin zu dem Ergebnis gelangen, daß, ungeachtet der unbestreitbaren Tatsache, daß die Arbeit des Apothekers auf wissenschaftlicher Grundlage beruht und mit wissenschaftlichen Mitteln ausgeübt wird, doch die Pharmazie als solche keine autonome Wissenschaft ist, daß die Arzneiwissenschaften zwar die ihr nächstliegende Disziplin, aber doch nicht mit ihr identisch sind, doch nicht von ihrem Rahmen umspannt werden.

Steht dies aber fest, was bleibt dann noch als Substrat für den Begriff der „Pharmazie" übrig? Es bleibt die eigentliche „Apothekerkunst", die pharmazeutische Technik. Es bleibt der pharmazeutische Stand als solcher, die Arzneiversorgung nebst ihren wissenschaftlichen Vorbedingungen, die jedoch bei der geschichtlichen Betrachtung der „Pharmazie" nur im Hinblick auf ihre Bedeutung für die Arzneiversorgung bewertet und geschildert, niemals als Selbstzweck behandelt werden dürfen.

---

[1] Peters: Aus pharmazeutischer Vorzeit. Band I, S. 88. Berlin: Julius Springer 1910.

So wird sich die Geschichtschreibung der Pharmazie in der Hauptsache damit beschäftigen müssen, die Entwicklung der Arzneiversorgung im allgemeinen, des Apothekergewerbes im besonderen unter den angedeuteten Gesichtspunkten nachzuzeichnen. Sie wird die eigentlichen Arzneiwissenschaften nur insoweit berücksichtigen dürfen, als sie für diese Entwicklung von irgendwelcher Bedeutung waren.

Ich sagte vorhin, daß man zur Beantwortung der Frage nach der Begriffspräzisierung der Bezeichnung „Pharmazie", der Frage, ob die Pharmazie eine autonome Wissenschaft ist oder nicht, verschiedene Wege einschlagen kann. Den nächstliegenden und letzlich entscheidenden, den von der Berufstätigkeit des Apothekers ausgehenden, haben wir abgeschritten. Es dürfte jedoch gerade im Rahmen dieser Betrachtung nicht uninteressant sein, die Frage auch unter einem anderen Gesichtswinkel, unter dem der historischen Methodik, zu überprüfen.

Die Geschichte einer Wissenschaft kann — je nachdem — an die bewegenden Ideen oder an die großen Männer ihres Darstellungsgebietes anknüpfen und wird in beiden Fällen letzten Endes zu den gleichen Ergebnissen gelangen. Bei den reinen Geisteswissenschaften, bei der Philosophie, deren Ideengeschichte von den Schöpfern der philosophischen Systeme untrennbar und zugleich Geschichte der Philosophie und Philosophie an sich ist, bedarf das Gesagte keiner besonderen Erklärung. Aber auch bei den empirischen Wissenschaften ist sie leicht gegeben. So kann man, um ein hier naheliegendes Beispiel zu wählen, bei der Chemie die Aufeinanderfolge der verschiedenen einander ablösenden Gedanken der Jatrochemischen, der Phlogistonhypothese, der dem periodischen System zugrunde liegenden Vorstellungen, der Atomtheorie usw. zum Gegenstand einer Ideengeschichte der Chemie machen. Man kann aber auch, indem man die großen Entdecker und Entdeckungen mehr in den Vordergrund rückt, die phänomenologische Form der Geschichtschreibung wählen. Daß es möglich ist, diese beiden Wege einzuschlagen, ohne der eigentlichen Aufgabe der Geschichtschreibung, ein objektives und klares Bild der Entwicklung zu geben, Abbruch zu tun, ist ein Beweis dafür, daß es sich bei dem in Frage stehenden Gegenstande geschichtlicher Behandlung um eine autonome Wissenschaft handelt. Die Bedeutung der in der Geschichte der Chemie in Betracht kommenden großen Männer — ich nenne wahllos Stahl, Lavoisier, Wöhler, Liebig, Fischer usw. — liegt ja gerade darin, daß sie entscheidend in die Wissenschaft, der ihre Arbeit galt, eingegriffen, daß sie ihr nicht nur tatsächliche Funde geschenkt, sondern zugleich einen neuen gedanklichen Anstoß gegeben haben. So sind sie innerhalb der Ebene ihrer Wissenschaft die Telegraphenstangen, von denen die Drähte der Entwicklung ausgehen und weitergeleitet werden.

Ein Blick auf die Verhältnisse innerhalb der Pharmazie lehrt, daß

I. Die pharmazeutische Geschichtschreibung in Deutschland. 11

die Dinge hier völlig anders liegen. Wollen wir an eine Ideengeschichte der Arzneiwissenschaften herangehen, dann sehen wir sofort, daß sie als solche nicht zu schreiben ist. Die Arzneien chemischen Ursprungs sind ideelich aus der Vorstellungswelt, aus der jeweilig herrschenden Anschauung innerhalb der Chemie, die Arzneien pflanzlichen und tierischen Ursprungs aus der Pharmakognosie zu erklären und in ihren Zusammenhang einzugliedern. Und selbst wenn wir die Pharmakognosie als verhältnismäßig junge Wissenschaft für die Vergangenheit mit der Pharmazie in einen ganz engen Zusammenhang bringen, wenn wir sie als in früheren Zeiten mit ihr zusammenfallend betrachten wollen, so ergibt sich doch die Tatsache, daß sie auch in der Vergangenheit ihre entscheidenden Anregungen und Impulse nicht den Apothekern verdankt, daß diese vielmehr, soweit sie ideelicher Natur sind, und nur solche kommen hier in Betracht, sämtlich von medizinischer Seite ausgehen. Die Namen Dioskurides, Galenus, Avicenna und Paracelsus spielen hier eine ausschlaggebende Rolle.

So müssen wir feststellen, daß auch die phänomenologische Betrachtungsweise die These von der Autonomie der pharmazeutischen Wissenschaft nicht zu stützen vermag. Gerade die Tatsache, daß trotz der großen Zahl hervorragender Wissenschaftler, die im Laufe der letzten hundert Jahre und früher aus der Pharmazie hervorgegangen sind, sich eine fortschreitende Entwicklung innerhalb der wissenschaftlichen Pharmazie, die sich an ihre Namen knüpft, nicht feststellen läßt, ist ungemein charakteristisch. Die Prüfung der von uns gestellten Frage unter dem Gesichtspunkte der historischen Methodik hat mithin zu dem gleichen Ergebnis geführt wie die von der Berufstätigkeit des praktischen Apothekers ausgehende. Sie gibt uns des weiteren die Antwort auf die Frage, wie die Geschichtschreibung dieser von uns nunmehr scharf präzisierten „Pharmazie", die Geschichtschreibung der Arzneiversorgung, beschaffen sein muß. Da hier, wie wir nachgewiesen haben, die ideengeschichtliche Behandlung ebenso ausscheidet wie die phänomenologische, so bleiben nur noch die soziologische und die kulturhistorische übrig. Die besondere Eigenart der „Pharmazie" dürfte ihre gemeinsame Anwendung erlauben.

Es sei mir gestattet, den Begriff der Soziologie, der in der Geschichtschreibung hauptsächlich durch Max Weber eine so hervorragende Bedeutung gewonnen hat, an dieser Stelle kurz zu erklären. Man kann — ganz allgemein — mit Soziologie die wechselseitige Beeinflussung aller innerhalb des Gesellschaftslebens zu gleicher Zeit an der gleichen Stelle wirksamen Faktoren bezeichnen. Es ist verständlich, daß die soziologischen Probleme erst durch die Einwirkung großer, von verschiedenen Interessen bewegter Volksmassen aufeinander für die Geschichtschreibung wesentlich und wichtig wurden. Für die Pharmazie ist mithin die soziologische

Betrachtung erst von dem Augenblicke an bedeutsam, in dem die Massenprobleme in der sozialen Gesetzgebung, in der Sprengung der festen Wirtschaftskörper durch die Gewerbefreiheit, in der immer stärker werdenden Gegensätzlichkeit zwischen Arbeitgeber und Arbeitnehmer, oder, um das Ganze schlagwortartig zu beleuchten, in dem Widerstreit zwischen Kapitalismus und Sozialismus ihren Ausdruck fanden.

Welcher Art ist nun die bisherige pharmazeutische Geschichtschreibung in Deutschland, und welche Wege ist sie gewandelt?

Von der Fülle kleinerer und größerer Monographien und in Fachzeitungen und Fachzeitschriften veröffentlichten Arbeiten pharmazeutischen Inhalts können wir, so wertvoll sie auch mitunter sind, an dieser Stelle um so mehr absehen, als ihr Stoff entweder lokal begrenzt war oder der Erörterung irgendeiner bestimmten fachhistorischen oder fachwissenschaftlichen Frage galt. Ebensowenig sind für unsere Betrachtung die verschiedenen Versuche von Bedeutung, in der Einleitung von Lehrbüchern der pharmazeutischen Hilfswissenschaften einen kurzen Abriß der Geschichte der Pharmazie zu geben. Sie sind naturgemäß, beginnend vermutlich mit der die Geschichte und Literatur der Pharmazie behandelnden Einleitung zu dem von J. F. Gmelin verfaßten 1792 in Göttingen erschienenen „Grundriß der Pharmazie", zu skizzenhaft und flüchtig angelegt, als daß sie im Rahmen dieser Betrachtung von Belang wären. Ausführlichere Angaben finden sich schon in Buchners „Inbegriff der Pharmazie", sowie in dem 1837 erstmalig herausgegebenen Buche „Das Apothekenwesen in den K. K. österreichischen Staaten, Eine Darstellung der Geschichte der Apotheker und jener Ärzte Chirurgen und Tierärzte, welche Hausapotheken halten" von Dr. med. Mathias Macher. Aber der Sinn für eine pharmazeutische Geschichtschreibung als solche, das heißt die systematische Sammlung und Sichtung der bekanntgewordenen in das Gebiet der Pharmazie gehörigen historischen Tatsachen und ihre Zusammenfassung und Weitergabe in Form von größeren geschlossenen, über begrenzte Sonderdarstellungen herausgehenden Veröffentlichungen, wurde in Deutschland erst geweckt durch die von dem Franzosen Philippe verfaßte, 1855 von dem Deutschen Hermann Ludwig mit zahlreichen Zusätzen deutsch herausgegebene „Geschichte der Apotheker"[1]. Eine nicht sonderlich disponierte und unkritische Arbeit, aber ein erster Anstoß, der zur Nacheiferung anregte. Ihr folgten „Die Grundzüge der Geschichte der Pharmazie und derjenigen Zweige der Naturwissenschaften, auf welchen sie basiert", die im Jahre 1874 von dem Direktor der pharmazeutisch-chemischen Sozietät in Riga Karl Frederking herausgegeben wurden[2]. Schon der Titel verrät die Ein-

---

[1] Jena: Friedrich Mauke.
[2] Göttingen: Van den Hoeck & Ruprechts Verlag.

sicht des Verfassers. Frederking spricht nicht von einer pharmazeutischen Wissenschaft als solcher, sondern von Wissenschaftszweigen, auf denen sie basiert. Er hat eine verhältnismäßig klare Vorstellung von den eigentlichen Aufgaben einer Geschichte der Pharmazie. Er sagt vollständig zutreffend, daß die spezielle Geschichte der einzelnen Medikamente in die Lehrbücher der pharmazeutischen Naturgeschichte, der pharmazeutischen Chemie usw. gehört, daß die Pharmazie als „Wissenschaft" nur ein angewandter Teil der ganzen Naturwissenschaft ist. Aber trotz dieser richtigen Einstellung läßt er sich durch pädagogische und durch Geltungsgründe dazu verleiten, seine Grundzüge zur Geschichte der Pharmazie durch ausführliche Darstellungen der Entwicklung der reinen Naturwissenschaften, der Chemie, Botanik, Physik usw., zu belasten. Dazu kommt, daß diese Darstellungen, abhängig von dem im gewissen Sinne zufälligen Umfange seiner Kenntnisse innerhalb der einschlägigen Gebiete, naturgemäß nur lückenhaft und — wissenschaftlich betrachtet — systemlos zusammengetragen sind. So überwuchern sie und die umfangreichen biographischen Notizen nicht nur über Apotheker, sondern auch über Ärzte, Chemiker, Botaniker und Physiker, den eigentlichen geschichtlichen Teil vollkommen. Immerhin ist hervorzuheben, daß bei Frederking, soweit mir bekannt, erstmalig eine im großen ganzen zutreffende Charakteristik der eigentlichen Aufgaben der pharmazeutischen Geschichtschreibung zu finden ist.

Diesen „Grundzügen der Geschichte der Pharmazie" schlossen sich ein Jahr später — 1875 — die von Flückinger veröffentlichten „Dokumente zur Geschichte der Pharmazie" an[1]), die er selbst als eine Vorstufe für die von ihm geplante große Geschichte der Pharmazie betrachtete. Zur festen Tatsache, zu einer Realität mit der magnetischen Wirkung und der Anziehungskraft alles wirklich Seienden wurde die pharmazeutische Geschichtschreibung in Deutschland jedenfalls erst durch die Lebensarbeit jener drei Männer, mit deren Erwähnung diese Ausführungen begonnen haben: Berendes, Peters und Schelenz.

Es dürfte zu den Seltenheiten gehören, daß zu gleicher Zeit das gleiche Arbeitsgebiet von drei Persönlichkeiten so verschiedener Veranlagung, so gegensätzlichen Temperaments bahnbrechend in Angriff genommen wurde. Die der Feder dieses Trifoliums entstammenden Werke tragen so deutlich den Stempel der Eigenart ihrer Schöpfer, daß ein näheres Eingehen auf die Wesenheit der letzteren zugleich einen Beitrag zur Erläuterung der ersteren liefern dürfte.

Gemeinsam war den drei großen Historikern der Pharmazie die außerordentliche Arbeitsenergie, die Hingegebenheit an den Gegenstand ihrer Arbeit, die Tatsache, daß sie alle den Werdegang des Apothekers

---

[1]) Archiv der Pharmazie 1875.

14   I. Die pharmazeutische Geschichtschreibung in Deutschland.

in allen seinen Stadien, als Angestellte, als Besitzer und als Apotheken=
rentner durchlaufen haben. Aber diese Gemeinsamkeiten sind nur
äußerer Natur. Was sie trennte, was ihren Arbeiten eine so durchaus
voneinander abweichende Richtung gab, ist tieferen Ursprungs, liegt in
dem seelischen Untergrunde ihres Wesens verankert. Die inneren Nöti=
gungen, aus denen heraus diese drei Männer das gleiche Arbeitsgebiet
zu ihrer Domäne machten, sind voneinander von Grund auf verschieden.

Was Julius Berendes veranlaßte, die Pharmazie zu seinem Lebens=
berufe zu erwählen, ist nie recht bekanntgeworden. Zum Teil mag die
Tatsache dazu beigetragen haben, daß sein Bruder, bei dem er auch seine
Lehrzeit begann, bereits der Apothekerkunst Treue geschworen hatte und
in Lahde, im Regierungsbezirk Minden, eine Apotheke besaß. Seine
eigentliche Neigung gehörte den Geschichtswissenschaften, und es ist für
die Wertung seiner historischen Arbeitsmethoden von schwerwiegender
Bedeutung, daß er als einziger des Triumvirats Berendes=Peters=
Schelenz das Gymnasium mit dem Zeugnis der Reife verließ, als
einziger seiner späteren historischen Betätigung durch ein zweisemestriges
Studium der Philosophie, Geschichte und Archäologie ein wissenschaft=
liches Fundament schuf. Dazu kommt, daß er in der alten Bischofstadt
Paderborn geboren wurde und im Schatten ihrer Kirchen und ihrer
glorreichen Vergangenheit zum Jüngling heranwuchs. Das herrliche
Innsbruck mit seinen Renaissancebauten sah ihn als Studenten in
seinen Mauern. In dem altertümlichen Hameln mit seinem giebel=
reichen Hochzeits=, seinem sagenumwobenen Rattenfängerhaus fand er
als Apothekenbesitzer jahrelang eine Heimat, um schließlich Mitte der
achtziger Jahre nach der uralten Kaiserpfalz Goslar überzusiedeln, in
der er die letzten dreieinhalb Jahrzehnte seines Lebens verbracht hat.

Ist es ein Wunder, daß dieser Mann, dessen Dasein sich abspielte
zwischen den steinernen Zeugen der Vergangenheit als lieben und ver=
trauten Gefährten seines Alltags und seiner Erhebung die Vergangen=
heit als lebendig und gegenwärtig empfand und ihre Sprache, ihren
Atem zu deuten wußte? Wäre Berendes Philologe geworden, er hätte
textkritische Arbeiten im Geiste und im Sinne eines Willamowitz=Möllen=
dorff geschrieben. Hätte er die Kunstkritik zum Lebensberuf erwählt,
seine Arbeiten wären die Wege Jakob Burckhardts gegangen. Als Apo=
theker versenkte er sich in die Vergangenheit der Pharmazie und der
Arzneiwissenschaften und weihte ihr seine Gründlichkeit, seine philo=
logische Peinlichkeit, seinen Sinn für systematische Gliederung, die Klar=
heit seiner Anschauung und Formulierung. Diese Eigenschaften kommen
nicht nur in der Fülle seiner historischen Arbeiten zum Ausdruck. Auch
sein vortreffliches Lehrbuch „Der angehende Apotheker" verdankt ihnen
seinen Erfolg und seine Wirkung. Aber gerade in der geschichtlichen
Forschung gelangten sie doch zu ihrer reinsten, zu ihrer schönsten Voll=

I. Die pharmazeutische Geschichtschreibung in Deutschland.

endung. Berendes war Gelehrter in des Wortes eigenster Bedeutung. Nicht nur, daß er auf einer ganzen Anzahl von Wissensgebieten viel wußte, er besaß die ethischen Eigenschaften, die in Wahrheit erst den Gelehrten machen, ohne die ein Vielwisser eben nur ein Vielwisser und niemals ein Gelehrter ist: Verantwortlichkeitsgefühl und Ehrfurcht gegenüber der von ihm behandelten Materie und den Willen nicht nur zur Erkundung des Wissenswerten, sondern zu seiner Klärung und geistigen Durchdringung. Eine Gabe nur fehlte ihm, deren Besitz ihn auf dem von ihm bearbeiteten Gebiete der Geschichtschreibung der Pharmazie und der Arzneiwissenschaften Höchstes hätte leisten lassen: Die künstlerische Phantasie, der sich die Elemente von selber zu dem seherisch geschauten, zu dem eingeborenen Bilde zusammenfügen.

Die vortrefflichen Übersetzungen der Arzneimittellehre des Pedanios Dioskurides aus Anazorbos[1]) und der sieben Bücher des besten Arztes Paulos von Aegina[2]) legen in der Sorgfalt der Übertragung, der Gründlichkeit der kritischen Bemerkungen und des erläuternden Kommentars ein glänzendes Zeugnis sowohl für die Gelehrsamkeit des Autors wie für seine Gewissenhaftigkeit ab. Das gleiche gilt von den historisch-kritischen Studien, die Berendes unter dem Titel „Die Pharmazie bei den alten Kulturvölkern"[3]) herausgab. Sie geben ein ausgezeichnetes Bild von dem Stande der Arzneiwissenschaften jener Völker und Zeiten, und die innere Anlage des Buches, die auch die pharmazeutische Technik, die Arzneiformen, die Maße und Gewichte berücksichtigt, ist mustergültig. Zu bemängeln wäre lediglich die Anwendung des Wortes „Pharmazie" für eine im wesentlichen den Arzneiwissenschaften geltende Darstellung eines Zeitabschnitts, der jene gewerbliche Form praktisch-wissenschaftlicher Betätigung im Dienste der Arzneiversorgung, die wir heute mit dieser Bezeichnung belegen, noch nicht kannte. Der Titel „Die Arzneiwissenschaften bei den alten Kulturvölkern" wäre unter diesem Gesichtspunkte zutreffender gewesen. Es ist in diesem Zusammenhange nicht ohne Bedeutung, daß Berendes dieses Buch nicht einem innerhalb der praktischen Pharmazie stehenden oder doch ihr entstammenden Gelehrten, sondern einem Arzte, dem freilich an den Arzneiwissenschaften sehr interessierten Rostocker Pharmakologen Kobert, gewidmet hat.

Erscheint die Anwendung der Bezeichnung „Pharmazie" für die erwähnte Schilderung der Arzneiwissenschaften zu weitgehend, so ist der Titel „Das Apothekenwesen"[4]) für das der Monographie „Zur Geschichte der deutschen Pharmazie im 19. Jahrhundert" folgende Buch über die Entstehung und geschichtliche Entwicklung der deutschen Phar-

---

[1]) Stuttgart: Ferd. Enke.
[2]) Leiden: Verlagsbuchhandlung vormals E. J. Brill.
[3]) Halle a. d. Sa.: Tausch & Grosse.
[4]) Stuttgart: Ferd. Enke.

mazie bis zum 20. Jahrhundert zu eng gefaßt. Unter Apothekenwesen ist die gewerberechtliche Stellung der Apotheke, ist die Apothekenbetriebsform, sind die gesetzlichen Bindungen für den Apothekenbetrieb, ist günstigsten Falles noch der Gewerbebetrieb des Apothekers als solcher zu verstehen. Aber Berendes geht weiter. Er schildert den Einfluß der Hilfswissenschaften der Pharmazie auf den Apothekengeschäftsbetrieb und bettet die zeitlich gegliederten Abschnitte seiner historisch-pharmazeutischen Schilderungen in den jeweiligen allgemeingeschichtlichen Zusammenhang. Als Grund für die Wahl des Wortes „Apothekenwesen" an Stelle der hier fraglos passenderen Bezeichnung „Pharmazie" führt Berendes an, daß er damit habe andeuten wollen, daß es sich ausschließlich um deutsche Verhältnisse handele. Aber diese Absicht hätte sich, wenn sie wirklich vorlag, besser erreichen lassen, wenn der Verfasser sein Buch „Die Pharmazie in Deutschland" genannt hätte.

Es ist nicht von der Hand zu weisen, daß Berendes angesichts der Tatsache, daß drei Jahre vor Herausgabe seines Buches die Schelenzsche „Geschichte der Pharmazie" erschienen war, einen ähnlich lautenden Titel zur Vermeidung unnötiger, sachlich nicht gerechtfertigter Vergleiche umgehen wollte. Das vortreffliche Buch, das alle Vorzüge des Berendesschen Schaffens aufweist, krankt an der Überfülle der den Text unterbrechenden biographischen Notizen, entbehrt — leider — der straffen Durchführung des Entwicklungsgedankens, der intuitiv erfühlt und künstlerisch gestaltet werden muß. Als wertvolles Handbuch für den Unterricht in der Geschichte der deutschen Pharmazie wird es seinen Platz mit Ehren behaupten. Eine Geschichte der deutschen Pharmazie als solche ist es nicht.

War Berendes ein Gelehrter kat exochen in der Art seiner Vorbildung, in der Struktur seines Geistes, in der Form seines Schaffens, was war Hermann Peters, der gleich ihm schon in der Jugend — auf dem Gymnasium in Hildesheim — vom deutschen Mittelalter stark beeindruckt wurde, und später als Apothekenbesitzer in Nürnberg dem Zauber deutscher Vergangenheit vollständig anheimfiel? Der Unterschied zwischen Berendes und Peters, der uns zugleich die richtige Deutung des Petersschen Wesens geben dürfte, ist leicht erklärt. Berendes wurzelte in der Vergangenheit. Er lebte in ihr, sie war ein Teil von ihm, den er sachlich und sorgfältig zu ergründen suchte. Peters war ein Mensch der Gegenwart, den die Vergangenheit wie ein holder Traum überfiel. Nun zog er sie in sich ein wie einen süßen schweren Trunk, hielt sie vor sich hin, freute sich an ihr, und sammelte mit feinschmeckerischer Genugtuung an all dem Seltsamen und Köstlichen, das sich ihm offenbarte, die Bilder und Dokumente einer vergangenen Zeit. Nicht, um sie zu besitzen — Peters sammelte, was er erreichen konnte, selbstlos für das Germanische Museum in Nürnberg — sondern um

I. Die pharmazeutische Geschichtschreibung in Deutschland.

sie seiner Betrachtung nutzbar zu machen, um auf diesem Wege einzudringen in die Dunkelheiten des aus Vergangenheit, Gegenwart und Zukunft gewebten Weltgeschehens.

Peters war im Gegensatz zu Berendes bei aller Gelehrsamkeit kein Gelehrter. Er war ein genießender Ästhet im besten Sinne, eine betrachtende Natur, der sich alles zu einer skeptisch-resignierten Erkenntnis rundete, die die Welt in geschlossenen halb wehmütig, halb humoristisch beglänzten Bildern sah und — schilderte. So sind seine Bücher „Aus pharmazeutischer Vorzeit" künstlerisch geformte Ausschnitte aus dem mittelalterlichen Apothekenleben, denen ein ganz außerordentlicher Stimmungsreiz und damit auch eine bemerkenswerte Einprägsamkeit innewohnt. Seine behagliche Epikuräernatur, die doch nichts weniger als temperamentlos war, neigte nicht zur Tendenz — aber zur Sentenz. Die meisten seiner Arbeiten beginnen mit einem Motto und schließen mit einem Zitat oder einer gedanklich gemütvollen Schlußbetrachtung. Anderseits konnte Peters kämpferisch werden, wenn es sich um die Verteidigung einer von ihm gefundenen Wahrheit handelte, wenn er glaubte, unrechtmäßig behaupteten Ruhm bestreiten und ihn seinem wahren Eigentümer zuführen zu müssen. So hat Peters die Legenden von der Entdeckung des Porzellans durch Böttger, von der Erfindung des Phosphors durch Kunkel mit einer Leidenschaft bekämpft, wie sie im allgemeinen im wissenschaftlichen Meinungsstreit nicht üblich ist.

Die pharmazeutische Geschichtschreibung verdankt Peters viel. Er hat ihr, gestützt auf die von ihm studierten Archive der alten freien Reichsstadt Nürnberg, einen kulturhistorischen Aspekt geöffnet, der, weit über das lediglich Unterhaltende hinausgehend, zu Vergleichen, zu Aus- und Rückblicken Gelegenheit die Hülle und Fülle gibt.

Berendes — der Gelehrte, Peters — der künstlerische Ästhet, und Schelenz, welche Bezeichnung können wir auf der gleichen Ebene streiflichtartiger Charakteristik Schelenz zuerkennen? Die Antwort lautet: die des Sanguinikers, des unbekümmert, des unermüdlich Schaffenden, der ungehemmt durch gelehrtenhafte Bedenken — trotz aller auch von ihm besessenen Gelehrsamkeit —, der ungetrübt von ästhetischer Resignation frisch und in ununterbrochener Folge schrieb und schrieb. Feststellungen und Meinungsäußerungen, Tatsächliches und Persönliches, nebeneinander und durcheinander, und alles mit einer fast draufgängerischen Selbstverständlichkeit, die etwas von dem Gefühl des Herrn am sechsten Tage der Welt hatte: „Und Gott sahe an alles, was er gemacht hatte, und siehe da, es war sehr gut." Aus diesem Optimismus der Anlage erwuchs Schelenz auch der Mut zu Veröffentlichungen, vor denen viele unter den gleichen Voraussetzungen zurückgeschreckt wären.

Die Geschichte der Pharmazie! Berendes hatte sie sich als Sammelwerk gedacht und nach dem Scheitern der schon begonnenen Ausgabe den Plan zunächst beiseitegelegt. Flückiger, der sein Leben lang Notizen gesammelt und veröffentlicht, der die Archive Deutschlands zu diesem Zwecke durchsucht hatte, der eigens nach Amerika fuhr, um in dort befindliche Quellenwerke persönlichen Einblick nehmen zu können, ist nicht nur durch den Tod an der Abfassung des geplanten Werkes verhindert worden. Er schrak, wie Tschirch in seinem Nachruf auf Flückiger mitteilt, je tiefer er in die Archive und Bibliotheken hinabstieg, um so mehr davor zurück, als Nichthistoriker ein historisches Werk von solchem Ausmaß zu schreiben[1]). Es wäre, sagt Tschirch, ungeschrieben geblieben, auch wenn Flückiger noch ein Jahrzehnt unter den Lebenden geweilt hätte.

Alle diese Bedenken blieben Schelenz fern. Die Vorrede seines Buches, seine noch des näheren zu erwähnende Verteidigung gegen eine von ihm als ungerecht empfundene Kritik beweisen es zur Genüge. Woran Peters nicht einmal dachte, was Berendes nur in Gemeinsamkeit mit anderen durchführen zu können glaubte, wovor Flückiger zurückschreckte, Schelenz wagte den Wurf. Er wagte ihn und er gelang. Ein Werk mit vielfachen Fehlern und Mängeln, eine erste Neuschöpfung auf bisher wenig angebautem Gebiet mit allen Unebenheiten einer solchen. Aber mit diesem Buche erst stand sie da und war da: Die Geschichte der Pharmazie.

Das ist es, was Schelenz, abgesehen von allem Unzureichenden in der Fülle seiner Leistung, abgesehen von allem, was im einzelnen in dem von ihm Geschaffenen offensichtlich geringwertiger ist als die tiefgründigen Arbeiten eines Berendes, als die gefeilten Kunstwerke eines Peters, doch in der Tragweite und Wirkung seines Schaffens den beiden anderen Historikern der Pharmazie so weit überlegen sein läßt. Berendes schrieb pharmazeutisch Geschichtliches, Peters schrieb pharmazeutische Geschichten, Schelenz schrieb — als erster in Deutschland — die Geschichte der Pharmazie[2]). Das ist und bleibt sein hohes, sein unvergeßliches Verdienst.

Ein Blick auf die Herkunft und den Werdegang dieses eigenartigen Mannes dürfte ihn und sein Wesen verständlicher erscheinen lassen. Er hat nicht wie Berendes das Gymnasium voll durchlaufen, sich auf der Universität der eigentlichen Fachausbildung fernliegenden Studien hingeben und den Zauber deutscher Vergangenheit in sich hineinwachsen lassen können. Auch die behagliche Wärme, die selbstverständliche traditionelle Bildung des behäbigen Pastorenhauses, in dem Peters aufwuchs, blieb seiner Jugend ebenso fremd, wie ihm die Befruchtung

---

[1]) A. Tschirch: Vorträge und Reden. S. 620. Leipzig: Gebr. Borntraeger.
[2]) Berlin: Julius Springer.

I. Die pharmazeutische Geschichtschreibung in Deutschland.

durch Reisen, die dieser schon in jungen Jahren unternahm, der Einfluß gewachsener mittelalterlicher Kultur gerade in den Jahren stärkster Eindrucksfähigkeit verschlossen blieb. Schelenz wurde in Kempen in der Provinz Posen geboren und ging später mit seinem dorthin versetzten Vater, einem mittleren Beamten, nach Krotoschin.

Hier gab es keine alte deutsche Kultur, die sich in das Bewußtsein eingrub und ruhige Gehaltenheit verlieh. Weite unbegrenzte Ebene, die den Blick ungehemmt schweifen ließ. Gegensätzliches Volkstum, in der Hauptsache Polen und erst zum Teil eingedeutschte Juden. Das deutsche Beamtentum dazwischen, in sich selbst getrennt nach Kasten und Rangstufen, einsam wie auf einer Insel. Hier, wo nichts als selbstverständlicher Eigenwert dastand und Beachtung heischte, konnte schon jener Wagemut entstehen, der alle Dinge sachlich und mit einem Beigeschmack von Neugier einer Prüfung unterwirft, der sich seine Maßstäbe selbst schafft und die schwierigsten Aufgaben anpackt und — wenn auch nicht immer bezwingt — so doch erledigt. Was Schelenz wurde, ward er aus eigener Kraft. Er, der das Gymnasium nur bis zur Sekunda besucht hatte, der nach nur zweisemestrigem Studium ein glänzendes Staatsexamen ablegte, von sich aus Englisch, Französisch, Italienisch, Dänisch und Holländisch erlernte, der es nur seiner Tüchtigkeit zu verdanken hatte, daß sein Vorgänger im Apothekenbesitz in Rendsburg ihm, dem mittellosen Pharmazeuten, seine Apotheke zu eigen gab, er hatte schon einigen Grund, auf diese seine Tüchtigkeit zu bauen und Optimist zu sein.

Was den Unterschied zwischen Berendes, Peters und Schelenz besonders offensichtlich in Erscheinung treten läßt, ist die Tatsache, daß die beiden Erstgenannten, obwohl sie gleich Schelenz eine Unzahl von Zeitungsartikeln geschrieben haben, doch ihrem Wesen nach Bücherschreiber waren. Ihre in Zeitungen und Zeitschriften veröffentlichten Arbeiten sind, vom Standpunkte des Journalisten aus gesehen, Buchauszüge. Schelenz dagegen ist, obwohl er verschiedene Bücher herausgegeben hat, im Grunde Zeitungsschreiber. Seine Bücher sind, vom Standpunkte des Journalisten aus gesehen, zusammengestellte oder ein wenig langgeratene Zeitungsartikel.

Es braucht nicht betont zu werden, daß hiermit keine Wertung gegeben, sondern lediglich eine Feststellung getroffen wird. Der Wert einer schriftstellerischen Leistung hängt nicht davon ab, ob sie in Büchern oder in Zeitungsartikeln zum Ausdruck kommt, sondern von der Persönlichkeit, der sie ihre Entstehung verdankt. Nur sind die Voraussetzungen für beide Arten schriftstellerischer Betätigung völlig verschieden. Verlangt die eine, das Bücherschreiben, Konzentration und Sammlung, liebevolle Durchdringung der Materie, sorgfältigsten Ausgleich aller nur irgend einschlägigen Erwägungen und ihre Rückführung auf eine letzte Konstante, so erfordert die andere, das Zeitungsschreiben, einen ständig wachen Intellekt, die Fähigkeit, die Dinge rasch in einen plausiblen Zusammenhang zu bringen und den — mitunter schmerzlichen — Verzicht auf letzte Verarbeitung zugunsten der Schnelligkeit und leichteren Verständlichkeit der Mitteilungen. Nur selten, daß sich beide Formen schriftstellerischer Begabung in einer Persönlichkeit vereinen. In Schelenz überwog das zeitungschreiberische Element.

Das von ihm gefundene Material fügt sich nicht nach einem klar umrissenen, in seiner Grundform schon innerlich in ihm vorbereiteten Bauplan zusammen. Er bewältigt die Fülle, indem er sie äußerlich ordnet und durch geschickte Übergänge in einen Zusammenhang bringt. Nur so war ja auch der ungeheure Umfang seiner Leistung möglich. Alles, was Schelenz fand und was ihm zuströmte, wurde, wenn irgend möglich, sofort weitergegeben. Es diffundierte durch ihn hindurch wie durch eine halbdurchlässige Membrane. Die geistige Transmissionswelle seines Gehirns ergriff den zu verwertenden Stoff, um ihn, nach wenigen Umdrehungen in der Sphäre eigener Geistigkeit, wieder der Öffentlichkeit weiterzugeben.

Was bei dem Journalisten von Fach eine nicht immer angenehme berufliche Notwendigkeit ist, es war bei Schelenz das Produkt einer inneren Nötigung, des rastlosen Triebes, immer Neues zu erfahren, für immer Neues offen und bereit zu sein. So hatte er eine wahrhaft lexigraphe Kenntnis, war er eine kaum je versagende Auskunftei auf allen in Frage kommenden Gebieten, wohnte ihm eine erstaunliche Mitteilungsfreudigkeit inne. Eine Mitteilungsfreudigkeit, die es im Apothekerstande zur Selbstverständlichkeit werden ließ, sich in jeder irgend einschlägigen Frage an Schelenz zu wenden. Es war wie ein nicht anzuzweifelndes Dogma: Der alte Herr in Kassel wußte alles und gab auf alles Auskunft.

So große Vorzüge wollen bezahlt werden. Die Schattenseite dieser außerordentlichen Vielseitigkeit ist schon angedeutet worden. Sie lag in der Unmöglichkeit, die Überfülle der Notizen systematisch zu gliedern und zu sichten. Man sehe sich die Schelenzsche „Geschichte der Pharmazie" einmal daraufhin an. Dieses erstaunliche Werk, das ich selbst die historische Bibel der Pharmazie genannt habe, weil in ihm alle Elemente des pharmazeutisch-geschichtlichen Lebens ebenso vorhanden sind wie in der Bibel alle Elemente der Ethik und des Gefühls, hat auch das Weitere mit dem Buch der Bücher gemein, daß es keine bestimmte Entwicklung, keine ansteigende Gestaltung zum Ausdruck bringt, sondern daß auch in ihm alles so nebeneinandersteht wie in der Bibel die Apostelgeschichte St. Lucae neben den Episteln St. Pauli an die Römer und die Korinther. Die ausgezeichnete Besprechung, die das Schelenzsche Werk kurz nach seinem Erscheinen aus der Feder von Ernst Urban in der

Pharmazeutischen Zeitung gefunden hat[1]), zieht in aller Kürze die einzig mögliche Schlußfolgerung. Sie betont, daß Schelenz, wenn man unter Geschichte eine die Summe und Konsequenz aller historischen Einzeltatsachen mit künstlerischer Geklärtheit wiedergebende Betrachtung versteht, weniger eine solche als vielmehr ein umfangreiches Quellenwerk geschaffen hat.

Die besondere Eigenart der Schelenzschen Natur ließ die ruhig vorsichtige Objektivität eines Berendes, die skeptisch abwägende, lebensweise Nachdenklichkeit eines Peters für ihn nicht in Betracht kommen. Rundete sich bei letzterem, wie ich schon ausführte, alles zur Sentenz, so spitzte sich bei Schelenz alles zur Tendenz. Das zeitigte eine Einstellung, die zu eigentümlichen, in der Rückschau mitunter fast ein wenig komisch anmutenden Wirkungen führte. So wenn er mit aller nur erdenklichen Schärfe, ja fast mit Eigensinn, die wissenschaftliche Eignung der Frau bestreitet, jeden Versuch, ihr den Zutritt zu wissenschaftlichen Berufen zu eröffnen, bekämpft und ablehnt, jede Gegenäußerung mit Enthusiasmus begrüßt. Die berühmte mittelalterliche Universität von Salerno hat die Tore ihrer Hörsäle auch den Frauen geöffnet, die an ihr akademische Grade erwarben. Er muß es als Historiker registrieren. Mit um so größerer Genugtuung weist er darauf hin, daß keine andere Universität der damaligen Zeit ein ähnliches Experiment versuchte; ja er versteigt sich sogar zu der durch nichts gestützten Vermutung, daß vielleicht die Zulassung der Frauen an der Universität Salerno mit die Schuld an dem Niedergange der Hochschule trage. Am charakteristischsten aber ist eine Bemerkung, mit der Schelenz die Ablehnung des Zutritts der Frau in die Pharmazie durch eine Stuttgarter Apothekerversammlung begleitet. Sie ist für ihn nicht nur ein Zeugnis für die Objektivität, sondern auch für — die Frauenfreundlichkeit der deutschen Apotheker. Diese seine Stellung zur Frauenfrage kommt zu wiederholten Malen in seiner „Geschichte der Pharmazie", in seinem Buche über „Das Arzneiwissen bei Shakespeare"[2]), und vor allem in seiner Arbeit „Die Frauen im Reiche Äskulaps"[3]) zum Ausdruck.

Die scharfe persönliche Stellungnahme, zu der Schelenz pro und contra neigte, ließ ihn auch an einer anderen Stelle Werturteile fällen, an der eine objektive Geschichtschreibung nichts als Tatsachen, diese freilich im Rahmen der aufsteigenden oder absteigenden Entwicklung und somit sich selber richtend, gegeben hätte. Seine Beurteilung des Deutschen Apothekervereins, der von ihm herausgegebenen Zeitschriften und der durch ihn erzielten Ergebnisse hatte eine Zeitungspolemik zur Folge, die jetzt schon ihrerseits Geschichte geworden ist. Prof. Hartwich

---
[1]) Pharmazeutische Zeitung 1904, Nr. 87.
[2]) Leipzig und Hamburg: Leopold Voß.
[3]) Leipzig: Ernst Günther.

hatte in seiner in der Apotheker-Zeitung veröffentlichten Besprechung der außerordentlichen Schelenzschen Arbeit trotz verschiedener einzelner Beanstandungen doch im ganzen eine lobende Beurteilung zuteil werden lassen[1]). Dr. Salzmann gab an gleicher Stelle eine Blütenlese sachlicher Unrichtigkeiten aus dem die Pharmazie der Neuzeit behandelnden Abschnitt der Geschichte der Pharmazie, eine Bemängelung und Korrektur aller den Deutschen Apothekerverein betreffenden Angaben, die — ausschließlich als Abwehr gedacht — infolge des Fehlens jeder Anerkennung für die ungeheure Leistung der erstmaligen Schaffung eines so umfassenden Werkes überhaupt, nunmehr ihrerseits alle Kennzeichen der Tendenz trug, die sie an Schelenz verurteilte[2]). Darüber hinaus sind die von Salzmann entwickelten und bei aller Knappheit scharfsinnig und schlüssig begründeten Ansichten über die Aufgaben einer Geschichtschreibung der modernen Pharmazie von hohem Interesse. Salzmann sieht diese Aufgaben in der zusammenhängenden Darstellung aller Versuche, die Grundlagen der Pharmazie den veränderten wirtschaftlichen und sozialen Verhältnissen anzupassen, in einer klar aufgebauten Schilderung des Einflusses der sozialen Gesetzgebung, der Entwicklung des Drogenkleinhandels und schließlich des Spezialitätenwesens auf den Apothekerstand im besonderen, auf den Handel mit Arzneimitteln im allgemeinen. Er fordert mithin für die moderne Pharmazie die soziologische Form der Geschichtschreibung.

Ähnliches wie in den beiden erwähnten Fällen läßt sich bei Schelenz in seiner Einstellung gegenüber den Apothekenangestellten feststellen. Auch hier ging er von ganz bestimmten vorgefaßten Anschauungen aus, trug er völlig subjektive Meinungsäußerungen des patriarchalisch angehauchten Apothekenbesitzers in die historische Darstellung. So war es nicht verwunderlich, daß sich die Apothekenangestellten in einer entsprechenden Kritik mit aller Entschiedenheit zur Wehr setzten. Es ist bezeichnend für Schelenz, daß er in seiner in der Pharmazeutischen Zeitung veröffentlichten fünfspaltigen Erwiderung nicht nur dieser Kritik als solcher zu begegnen sucht, sondern eine ganze Lebensbeschreibung gibt und alle Angriffe, aber auch alle Anerkennungen aufzählt, die ihm bis dahin zuteil geworden waren[3]).

Eine ins einzelne gehende Kritik der Schelenzschen „Geschichte der Pharmazie" ist an dieser Stelle nicht möglich. Sie ist nach dem Gesagten für den letzten Zweck dieser Ausführungen, für die Entscheidung der Frage, wie eine neue Geschichte der Pharmazie gestaltet, von welchen Gesichtspunkten aus sie in Angriff genommen werden müßte, auch nicht notwendig. Ich habe eingangs bereits festgestellt, daß die Arznei-

---

[1]) Apotheker-Zeitung 1904, Nr. 99.
[2]) Apotheker-Zeitung 1905, Nr. 6, 7 und 8.
[3]) Pharmazeutische Zeitung 1905, Nr. 1.

I. Die pharmazeutische Geschichtschreibung in Deutschland.

wissenschaften als solche in eine Geschichte der Pharmazie nur insoweit gehören, als sie für die Entwicklung des Apothekergewerbes von irgendwelcher Bedeutung waren. So dürften die 318 Seiten, die Schelenz den Arzneiwissenschaften in der Urzeit, in der Bibel, im alten Rom und Griechenland widmet, auf die 50—100 Seiten zusammenschrumpfen, die zur Schilderung der Vorgeschichte der Pharmazie notwendig sind. Der Geschichte der Arzneiwissenschaften pflanzlichen und tierischen Ursprungs ist in dem bewunderungswürdigen Tschirchschen „Handbuch der Pharmakognosie"[1]) eine so hervorragende Stätte bereitet, eine so glänzende Schilderung zuteil geworden, daß sie an anderer Stelle besser unterbleibt. Für die Geschichte der chemischen Arzneimittel aber dürfte das Buch von Dr. Siedler über „Die chemischen Arzneimittel der letzten 113 Jahre"[2]) einen Weg eröffnet haben, den wohl in absehbarer Zeit weiter in die Vergangenheit greifende Arbeiten vertiefen, erweitern und verbreitern dürften.

Beschränkt sich somit die Geschichtschreibung der Pharmazie dergestalt auf ihre eingangs formulierten eigentlichen Aufgaben, auf die Darstellung der Entwicklung der Arzneiversorgung in ihren wissenschaftlichen Vorbedingungen und ihren praktischen Auswirkungen und Betätigungsformen, auf die Zeichnung des historischen Werdegangs des Apothekerstandes, seiner gewerblichen und sozialen Stellung und der Anpassung der „Apothekerkunst" an die Erfordernisse der jeweiligen Zeit, dann dürfte sie an Klarheit und Lesbarkeit, an Tiefe und Wirkung wesentlich gewinnen. Strenge Scheidung des Wichtigen vom Unwichtigen, die Ordnung aller auf dem Gebiete der Pharmazie gefundenen historischen Tatsachen unter soziologischen und kulturgeschichtlichen Gesichtspunkten, die Herausarbeitung und straffe Durchführung des Entwicklungsgedankens sind die wesentlichsten Anforderungen, die an die zukünftige Geschichtschreibung der Pharmazie in Deutschland zu stellen sind.

Kann gleich eine Ideengeschichte der Pharmazie, wie ich zu Beginn dieser Ausführungen nachwies, nicht geschrieben werden, so ist doch eine Geschichte der Pharmazie möglich, die auf einer geschichtlichen Idee aufgebaut ist. Das Schelenzsche Buch ist ein ungeheures Archiv, ein königliches Geschenk an alle, die nach ihm weiterbauen wollen an seinem Werk. Aber den beglückten Erben erwächst zugleich eine traurige Pflicht. Sie müssen die Form des Meisters zerbrechen, um den Gedanken, dem der Tote seine Lebensarbeit weihte, aufs neue lebendig zu machen.

Die Hauptvertreter der deutschen pharmazeutischen Geschichtschreibung sind tot. Sie selbst lebt und treibt frische Triebe und Blüten

---

[1]) Leipzig: Chr. Herm. Tauchnitz.
[2]) Berlin W 35: Gebrüder Borntraeger.

24 I. Die pharmazeutische Geschichtschreibung in Deutschland.

in allen Ländern deutscher Zunge und Kultur. Davon legen für Deutsch=
Österreich neben vielen Veröffentlichungen in der pharmazeutischen Fach=
presse, besonders in den von Dr. Heger in altbewährter Meisterschaft
geleiteten Pharmazeutischen Monatsheften, die beiden gewichtigen Bände
über die „Geschichte der Apotheken und des Apothekenwesens in Wien"
Zeugnis ab, die das Wiener Apotheker=Hauptgremium teils noch im,
teils kurz nach dem Weltkriege (1917 und 1919) allen Nöten der Zeit
zum Trotz herausgegeben hat[1]). Der erste Band ist von Dr. Ignaz
Schwarz geschaffen, der zweite von Leopold Hochberger und Josef
Noggler bearbeitet. Der außerordentlich gründlichen Arbeiten von
Dr. Winkler, Innsbruck, der eifrigen Tätigkeit der Herren Dr. Zekert,
Wien und Wischo, Graz kann im Rahmen dieser andeutenden und
keinesfalls vollständigen Aufzählung nur mit dieser Erwähnung ge=
dacht werden. In der deutschen Schweiz wirkt der schon mehrfach
erwähnte Tschirch, lebt Emil Eidenbenz, der Verfasser der „Geschichte
der Züricherischen Pharmazie seit 1798"[2]), schafft Dr. J. Häfliger,
Bern. In Deutschland endlich brachte uns das letzte Jahrzehnt an
größeren Arbeiten die von Jungclaußen verfaßte „Geschichte der
Hamburgischen Apotheken"[3]), und die „Geschichte der Kölner Apotheken
bis zum Ende der Reichsstädtischen Verfassung"[4]) aus der Feder von
Alfred Schmidt. Nebenher lief eine Fülle mehr oder minder bedeutsamer
Arbeiten, von deren Autoren vor allem Fritz Ferchl, Mittenwald, Wal=
ther Zimmermann, Illenau, Hermann Gelder, Berlin und Georg
Edmund Dann, Altgließen a. d. O. zu nennen sind.

Wie allen geistigen Bestrebungen, so sind auch der pharmazeutischen
Geschichtsforschung und =schreibung durch die Not der Zeit kaum über=
windliche Hindernisse in den Weg gelegt. An die Drucklegung größerer
Werke pharmaziehistorischen Inhalts ist augenblicklich kaum zu denken
und auch die Aufnahme kleinerer Arbeiten in der in Betracht kommen=
den Fachpresse begegnet vielfach erheblichen Schwierigkeiten. So liegt
die Gefahr nahe, daß der Trieb zur Produktion einschläft, das Interesse
des hier in Frage kommenden Publikums erlischt. Es muß befürchtet
werden, daß wertvolle Arbeiten, wichtige Einzelnotizen der Vergessen=
heit anheimfallen, ohne jemals zur Kenntnis der fachlichen Allgemein=
heit, zur Kenntnis derer zu gelangen, die sie zum Zwecke größerer
Zusammenfassungen nutzbringend verwenden können.

Hier stünde der Deutschen Pharmazeutischen Gesellschaft ein dank=
bares und lohnendes Betätigungsfeld offen. Es wäre ein Archiv ein=
zurichten, an das alle Manuskripte, alle Mitteilungen und Notizen

---

[1]) Wien: Wiener Apotheker=Hauptgremium.
[2]) Zürich: Orell Füßli.
[3]) Hamburg: Selbstverlag des Apothekervereins.
[4]) Bonn: Peter Hansteins Verlag.

historisch-pharmazeutischen Inhalts, soweit sie nicht in Fachzeitungen oder als selbständige Arbeiten Abdruck finden können, einzusenden wären[1]). Ein für diesen Zweck bestellter Referent veröffentlicht halbjährlich oder jährlich einmal die Titel der Arbeiten und die Namen der Autoren in den Berichten, wenn nötig mit einer ganz kurzen — aus einem Satze bestehenden — Inhaltsangabe. Die Arbeiten und Notizen stehen unter voller Wahrung der Prioritätsrechte der Autoren jedem, der sich als fachhistorisch tätig legitimiert, zur Verfügung. Selbstverständlich werden sie den Verfassern, wenn sich die Möglichkeit einer Drucklegung ergibt, sofort ausgehändigt. Auf diese Weise ließe sich vermeiden, daß wertvolles Material ungenützt verlorengeht.

Es gibt Stimmen, die für unsere harte und ungefüge Gegenwart jede Beschäftigung mit abstrakten Dingen als unnötig, ja als schädlich ablehnen. Ihnen können wir entgegenhalten, daß zu keiner Zeit die Beschäftigung mit geschichtlichen Fragen und Tatsachen notwendiger, wertvoller und zukunftsträchtiger ist als in den Tagen des Niedergangs und der Verzweiflung. Aus der Versenkung in eine bessere und glücklichere Vergangenheit, aus der Erkenntnis, daß noch auf jede Erniedrigung ein neuer Aufstieg in die Höhe folgte, erwächst uns die Hoffnung auf die Zukunft, erwächst uns mit dieser Hoffnung jene Kraft, die wir als Stand, die wir als Volk heute dringender brauchen denn je.

II.
Das Arbeitsgebiet der Geschichte der Pharmazie.

Vortrag, gehalten am 25. September 1924 in der Abteilung Pharmazie, pharmazeutische Chemie und Pharmakognosie der 88. Versammlung deutscher Naturforscher und Ärzte in Innsbruck.

Selbst wenn die Geschichtswissenschaften im allgemeinen und die Geschichte der Pharmazie im besonderen keine andere Aufgabe hätten als die sorgfältige Aufspürung und Aufzeichnung aller jeweilig in Betracht kommenden historischen Einzeltatsachen, so harrte immer noch vor Inangriffnahme der Arbeit die Frage der Entscheidung, wie eng oder wie weit das der Betrachtung unterliegende Gebiet abzugrenzen ist. Erst die Erledigung dieser Vorfrage gestattet die für eine geordnete Darstellung der historischen Fakten unerläßliche Gliederung des zur Verfügung stehenden Materials.

---

[1]) Dieser Vorschlag hat inzwischen in anderer Form innerhalb der am 18. August 1926 gegründeten Gesellschaft für Geschichte der Pharmazie eine Verwirklichung gefunden.

II. Das Arbeitsgebiet der Geschichte der Pharmazie.

So ist die Frage nach dem eigentlichen Stoffgebiet der Geschichtschreibung der Pharmazie nichts weniger als akademisch und theoretisch. Die Art ihrer Beantwortung ist vielmehr für den Grundriß einer zusammenfassenden Geschichte der Pharmazie und somit für diese selbst von entscheidender Bedeutung.

Wie ich bereits in meinem im Vorjahre in der Deutschen Pharmazeutischen Gesellschaft zu Berlin gehaltenen Vortrage ausführte, sind die Arzneien chemischen Ursprungs ideelich aus der Vorstellungswelt, aus der jeweils herrschenden Anschauung innerhalb der Chemie, die Arzneien pflanzlichen und tierischen Ursprungs aus der Pharmakognosie zu erklären und in ihren Zusammenhang einzugliedern. Der Wandel der Anschauungen über ihre therapeutische Bedeutung aber, die wechselnden Vorstellungen über ihre Wirkung und Anwendung gehören dem Darstellungsgebiet der Geschichte der Medizin bzw. der Pharmakologie an.

Das schließt natürlich nicht aus, daß ein auf allen in Betracht kommenden Gebieten bewanderter und somit in hohem Maße universeller Geist eine Geschichte der Arzneiwissenschaften schreibt, die das gesamte hier zu berücksichtigende Material zusammenfassend behandelt, und es ist durchaus nicht ausgeschlossen, daß dieser hervorragende Mann aus den Reihen des Apothekerstandes hervorgeht. Aber er ginge wie alle großen Naturwissenschaftler, die, ursprünglich der Pharmazie angehörend, auf einem bestimmten naturwissenschaftlichen Sondergebiete Hervorragendes leisteten, aus dem Apothekerstande nicht nur hervor, sondern heraus, wenn er diese ungeheure Aufgabe mit der erforderlichen Gründlichkeit bewältigen sollte. Er müßte dann zumindest in gleichem Maße Mediziner, Pharmakologe, Pharmakognost und allgemeiner Chemiker und Botaniker wie Apotheker sein. Der Apothekerstand hätte ein Recht darauf, auf ihn stolz zu sein, sein Werk aber wäre kein Geschichtswerk der Pharmazie, sondern es gehörte in völlig gleicher Weise den Medizinern, den Pharmakologen und Pharmakognosten und würde sicher auch von den Nurchemikern und -botanikern auch als sie angehend empfunden werden.

Es ist selbstverständlich, daß sich die Apotheker auch in Zukunft mit gleicher Liebe und gleichem Erfolge wie bisher an der Forscherarbeit auf dem Gebiete der Geschichte der Arzneiwissenschaften beteiligen sollen und werden. Da die Arzneiwissenschaften der Quell sind, der die Pharmazie als solche speist, und mit dem sie blüht oder verwelkt, so ist es nur natürlich, daß auch ihre Geschichte seitens der Apotheker stets mit besonderem Interesse gepflegt worden ist und ihnen eine ganze Anzahl von Beiträgen verdankt. Das dürfte sich auch für die Folge nicht ändern. Besonders auf dem Gebiete der Geschichte der Drogenkunde bzw. der Pharmakognosie, dieser den Apothekern nächstliegenden Wissenschaft, dürfte der aus dem Apothekerstande hervorgegangene Forscher am ehesten zu fruchtbarer

II. Das Arbeitsgebiet der Geschichte der Pharmazie.

Arbeit berufen sein. Aber weder die besondere Eignung der Apotheker zu geschichtlichen Forschungen innerhalb der Arzneiwissenschaften, noch auch das Interesse, das sie dieser Forschung naturgemäß entgegenbringen, ändert etwas an der Feststellung, daß die Stoffgebiete der Geschichte der Arzneiwissenschaften und der eigentlichen Pharmazie in ihrem Wesenskern verschieden sind, daß die Darstellungsversuche beider um so mehr Aussicht auf Geschlossenheit, auf Klarheit und umfassende Gründlichkeit haben werden, je reinlicher hier die Scheidung vorgenommen worden ist.

Es wird noch nachzuweisen sein, inwieweit diese anscheinende Verengung des Arbeitsfeldes der pharmazeutischen Geschichtschreibung nicht nur keine Verarmung, sondern eine außerordentliche Bereicherung des historischen Rundblicks bedeutet. Erst durch sie wird meines Erachtens jene soziologische und kulturhistorische Betrachtungsweise ermöglicht, die den Anteil der Pharmazie an der lebendigen Bewegtheit des zeitlichen Geschehens in seinem vollen Umfange nachzuweisen gestattet, wird das hilflose Durch- und Nebeneinander vermieden, das ein wenig erfreuliches Charakteristikum der Geschichte der Pharmazie von Schelenz ist. Hat Berendes in seinem leider nicht umfassend genug angelegten Buche „Das Apothekenwesen" die von Frederking im Jahre 1874 ausgesprochene Erkenntnis, daß die Pharmazie keine besondere Wissenschaft, daß sie nur ein angewandter Teil der gesamten Naturwissenschaft ist, zum ersten Male zur prinzipiellen Geltung gebracht, so hat Schelenz geglaubt, der Pharmazie als Wissenschaft einen breiten Raum zubilligen zu müssen. So ist das ganze Buch, von der umfangreichen Schilderung der Geschichte der Arzneiwissenschaften im grauen und grauesten Altertum ganz abgesehen, von einem Wust von Notizen über einzelne Erfindungen auf physikalischem und chemischem Gebiet durchzogen, sind Persönlichkeiten ausführlich behandelt worden, deren Bedeutung für die Arzneiwissenschaften außer Frage steht, die aber weder selbst Pharmazeuten waren, noch auf die Pharmazie irgendeinen Einfluß ausgeübt haben. Es ist charakteristisch, daß die Schelenzschen Angaben über eigentliche Arzneimittel, die, soweit sie lediglich die Art dieser Mittel und ihre Rolle innerhalb des Arzneischatzes und des Arzneiverkehrs feststellen sollen, fraglos den Anspruch auf einen Platz in der Pharmaziegeschichte erheben dürfen, jeder systematischen Ordnung entbehren.

Wie tief Schelenz in dem Irrtum befangen war, daß die Geschichte der Arzneiwissenschaften ein integrierender, wenn nicht der wichtigste Bestandteil der Geschichte der Pharmazie ist, beweist die Tatsache, daß er die am 20. September 1830 auf der in Hamburg tagenden Versammlung deutscher Naturforscher und Ärzte erfolgte Bildung einer selbständigen Sektion Pharmazie als „unendlich wichtig für die Geschichte der

Pharmazie" bezeichnet, daß er in ihr „im Grunde die Geburt der Pharmazie" sieht. „Sie erst", so sagt Schelenz, „legitimierte die Pharmazie der Welt gegenüber als Wissenschaft", und stolz beginnt er mit dem Datum dieser Trennung der Pharmazie von der Chemie auf der Versammlung deutscher Naturforscher und Ärzte einen neuen Abschnitt seiner Geschichte der Pharmazie, dem er den bedeutungsvollen Titel „Die selbständig gewordene Pharmazie" gibt.

Es bedarf keiner längeren Beweisführung zur Widerlegung dieses merkwürdigen Irrtums. Die Gründung einer besonderen Sektion Pharmazie erfolgte nicht, weil die Pharmazie gerade an diesem Zeitpunkt zur Selbständigkeit gelangt oder sich ihres Sonder- und Eigenlebens bewußt geworden war, sondern weil die Chemie, ihrer pharmazeutischen Lehrmutter längst entwachsen und eigenen, jenseits der Pharmazie liegenden Zielen zustrebend, dieser nicht mehr das sein konnte, was sie ihr bei der anfänglich so engen Verbindung zwischen Chemie und Pharmazie ursprünglich war. Als aus den verschiedensten Naturwissenschaften gespeister wissenschaftlicher Beruf konnte die Pharmazie weder bei der die weitesten Gebiete in den Kreis ihres Wirkens ziehenden Chemie noch bei der Physik oder der Botanik alles das finden, was sie benötigte, und mußte mithin einen Sonderkreis bilden, in dem von allen ihren Hilfswissenschaften das verhandelt wurde, was für die Pharmazie von spezieller Bedeutung war. Diese Trennung war somit nicht nur kein Beweis für das Vorhandensein einer selbständigen pharmazeutischen Wissenschaft, sondern im Gegenteil eine Bestätigung der Tatsache, daß die Pharmazie, um mit Frederking zu reden, „ein angewandter Teil der ganzen Naturwissenschaften" ist. Es berührt eigentümlich, wenn Schelenz selber in dem Abschnitt seiner Pharmaziegeschichte, der er den stolzen Titel „Die selbständig gewordene Pharmazie" gegeben hat, notgedrungen eine Entwicklung zu schildern gezwungen ist, in der die immer wachsende Abhängigkeit eben dieser Pharmazie von allen möglichen Faktoren, ein immer stärker werdendes Zurücktreten eigener wissenschaftlicher Tätigkeit in den Apotheken zu wenig erfreulichem Ausdruck gelangen.

Die Hineinbeziehung der Geschichte der Arzneiwissenschaften als solcher in die Geschichte der Pharmazie über den Rahmen dessen hinaus, was sie für die Entwicklung der eigentlichen Pharmazie, also der technischen Anwendung und der Verwertung dieser Wissenschaften für die Arzneiversorgung der Bevölkerung wichtig erscheinen läßt, wäre, selbst wenn man von dem Mangel an sachlicher Begründung völlig absieht, weder für die erstere noch für die letztere von Vorteil. In seiner, in der zweiten Abteilung des ersten Bandes seines Handbuches der Pharmakognosie[1]) abgedruckten Pharmakohistoria, diesem ersten und bewundernswerten

---

[1]) Leipzig: Chr. Herm. Tauchnitz.

II. Das Arbeitsgebiet der Geschichte der Pharmazie.

Versuch einer ausführlicheren Geschichte der Drogen bzw. der Pharmakognosie, lehnt Tschirch es ab, diese Zusammenfassung als mehr als einen Versuch, als eine wirkliche „Geschichte" der Pharmakognosie zu zeichnen. Er nennt die vortreffliche, 550 Seiten Lexikonformat umfassende Arbeit einen „Führer zu den Quellen mit verbindendem Text". „Das wirkliche Ausschöpfen dieser Quellen", meint Tschirch, „wird die Lebensarbeit nicht eines, sondern vieler Forscher sein."

Bedarf demnach nach Tschirch allein dieser Teil der Arzneiwissenschaften einer so gründlichen und intensiven Bearbeitung, nimmt nur er bereits einen so außerordentlichen Umfang ein, dann wird man der Absicht, die gesamten Arzneiwissenschaften als Appendix der Geschichte der Pharmazie zu betrachten, sie in ihren Rahmen pressen zu wollen, doch wohl mit einigem Mißtrauen begegnen dürfen. Erwägt man dazu noch die Tatsache, daß die Geschichte der Chemie zumindest einen gleichen Raum, gleich umfangreiche Kenntnisse und eine gleiche Intensität der Bearbeitung erfordert wie die der Pharmakognosie — es seien von den vielen hier vorliegenden mehr oder minder umfangreichen Arbeiten wahllos nur die von Hermann Kopp, von Ladenburg, von Ernst von Meyer, Richard Meyer, Färber, Fester, Darmstaedter und E. von Lippmann genannt —, dann wird man, ohne der Ansprüche zu gedenken, die eine Geschichte der Botanik und vielleicht noch der Physik an den Bearbeiter stellen, doch wohl sagen müssen, der Geschichtschreiber der Pharmazie tut gut daran, sich auf sein eigentliches Gebiet zu beschränken. Er hat dann die Möglichkeit, die ich für seine Pflicht halte, auf diesem seinen Sondergebiete auch wirklich gründlich zu sein.

Das aber scheint mir das Entscheidende zu sein: Nicht vieles und dieses Viele notgedrungen ungründlich zu bringen, sondern durch Konzentration auf einen scharf präzisierten Gegenstand diesen auch wirklich zu seinem vollen Rechte gelangen zu lassen. Erst die Befreiung der Geschichte der Pharmazie von allem nicht unbedingt zu ihr gehörigen Beiwerk ermöglicht ihre Vervollständigung auf allen ihr wirklich eigenen Gebieten. Erst nunmehr, nachdem die Verquickung mit den reinen Arzneiwissenschaften in Fortfall gekommen ist, läßt sich der reiche Stoff zweckentsprechend gliedern. Man wird ihn am besten in folgende vier Hauptgruppen einteilen, deren genauere Einzeldispositionen zurzeit noch nicht festgelegt werden sollen:

I. **Das Apothekenwesen.** Hierunter fällt die Schilderung der Entwicklung des Apothekergewerbes in wissenschaftlicher, rechtlicher und materieller Hinsicht, der Apothekenbetriebsysteme, der fachpolitischen Strömungen und Reformbewegungen, sowie der Wandlungen innerhalb der wissenschaftlichen Anschauungen, soweit sie auf die Arzneiversorgung, den Apothekenbetrieb und die Ausübung des Apothekergewerbes von Einfluß waren.

II. Pharmazeutische Technik. Hierher gehört eine eingehende Schilderung der gesamten pharmazeutischen Technik, einschließlich aller Hilfsgeräte vom Altertum bis zur Neuzeit, und der modernen Apparatur der pharmazeutischen Großindustrie.

III. Pharmazeutische Kulturgeschichte. Die Schilderung des Apothekerbürgers und seiner sozialen Stellung innerhalb der verschiedenen Zeitalter, der Bedeutung der Apotheken innerhalb der allgemeinen kulturgeschichtlichen Entwicklung, die Beschreibung bemerkenswerter Apothekenbauten und Einrichtungen — es sei insbesondere an die Apothekenstandgefäße, Majoliken und Fayencen erinnert — und schließlich die Schilderung des Apothekers als Objekt und Subjekt der Literatur und der Kunst.

IV. Pharmazeutisch-Biographisches. Hier wäre eine Sammlung kurzer und doch erschöpfender Lebensbeschreibungen aller der Männer und Frauen anzulegen, die, dem Apothekerstande entstammend, in ihm oder auf anderen Gebieten Hervorragendes geleistet haben.

Gerade weil der Schwerpunkt meiner Ausführungen in der scharfen Umgrenzung des Arbeitsgebietes der Geschichte der Pharmazie, in ihrer klaren und grundsätzlichen Scheidung von der Geschichte der einzelnen Arzneiwissenschaften liegt, können die Gefahr einer Mißdeutung meiner Absichten, der naheliegende Argwohn, als solle den Hilfswissenschaften der Pharmazie bei der von mir befürworteten pharmazeutischen Geschichtschreibung und -lehre auch die Berücksichtigung vorenthalten werden, auf die sie nach ihrer Bedeutung für die Arzneiversorgung mit Recht Anspruch erheben dürfen, nicht nachdrücklich und gründlich genug bekämpft werden. Die knappe Charakteristik des Stoffgebietes der ersten der von mir angeführten vier Hauptgruppen der Pharmaziegeschichte, „Das Apothekenwesen", nennt die „Wandlungen innerhalb der wissenschaftlichen Anschauungen, soweit sie auf die Arzneiversorgung, den Apothekenbetrieb und die Ausübung des Apothekergewerbes von Einfluß waren", als selbstverständlichen Gegenstand der Forschung und Schilderung innerhalb dieses Teiles der Geschichte der Pharmazie.

Diese Formulierung dürfte unschwer zu verstehen sein. Sie besagt, daß für die Geschichte der Pharmazie die Ergebnisse der Wissenschaften mit dem gleichen Augenblick von Bedeutung werden, in dem sie in der Pharmazie selber existent geworden, in Erscheinung getreten sind. Nachstehende Beispiele dürften zur Erläuterung genügen. Die Tatfrage, wann das Opium erstmalig arzneiliche Verwendung gefunden hat, in welchen Arzneikompendien, amtlichen und nichtamtlichen Arzneibüchern es erwähnt wird und welche Zubereitungsformen üblich waren und sind, muß innerhalb der Geschichte der Pharmazie beantwortet werden, die Geschichte der Opiumgewinnung und -kultivierung, seiner Handelsgeographie und -geschichte gehört in die Geschichte der Pharmakognosie.

II. Das Arbeitsgebiet der Geschichte der Pharmazie.

Die wichtigeren arzneilich gebrauchten Alkaloide, synthetischen Antipyretika und Sedativa sind mit dem Datum der Entdeckung und den Namen ihrer Entdecker als pharmazeutisch wichtige Fakta in der Geschichte der Pharmazie zu nennen. Die Geschichte der Chinin-, der Antipyrin-, der Veronal-, der Atophanentdeckungen, die auf die Geschichte der Grundstoffe der organischen Chemie, des Harnstoffs, des Benzols und des Phenols zurückführen und ohne sie nicht denkbar sind, die Schilderung der vielverschlungenen Wege und wissenschaftlichen Überlegungen, die diesen Funden vorausgingen, gehören ebenso in die Geschichte der pharmazeutischen Chemie, wie der in jahrzehntelanger Arbeit von Ehrlich unternommenen allmählichen Heraufstufung der organischen Arsenpräparate bis zum Salvarsan, der sonstigen Geschichte der Chemotherapie, der Geschichte der Serumpräparate und Impfstoffe, der spezifischen und unspezifischen Reizkörper (Reizkörpertherapie) ein Platz in der Geschichte der Pharmakologie gebührt. Die Geschichte der Pharmazie hat nur der Tatsache des Vorhandenseins dieser Arzneikörper, der Zeit ihres Eindringens in den Arzneischatz und ihrer Rolle innerhalb der Arzneiversorgung zu gedenken. Faßt sie daneben noch — wie es Dr. Heger, Wien s. 3. getan hat — in besonderen Zeittafeln die pharmazeutisch wichtigen Entdeckungen unter Angabe des Entdeckungsdatums und des Entdeckernamens zeitlich geordnet zusammen, dann ist sie den ihr bezüglich der Hilfswissenschaften der Pharmazie zufallenden Aufgaben hinreichend gerecht geworden. Es ist selbstverständlich, daß die alten Arzneimittelnamen in einer Geschichte der Pharmazie erläutert und in einem möglichst vollständigen Verzeichnis aufgeführt werden müssen. Die pharmakologische Wertung der durch sie gekennzeichneten Mittel, ihre pharmakognostische Systematisierung ist Sache der Pharmakologie oder Pharmakognosie.

Die Notwendigkeit, innerhalb der Geschichte der Pharmazie die Entwicklung des Apothekerstandes in rechtlicher materieller und wissenschaftlicher Hinsicht zu schildern, macht natürlich eine eingehende Beschäftigung mit der Ausbildung des Apothekers im Laufe der Jahrhunderte und den dieser Ausbildung geweihten Einrichtungen zum unbedingten Erfordernis. So ist es klar, daß die Entwicklung des pharmazeutischen Hochschulunterrichts und der pharmazeutischen Institute, der Zusammenhang zwischen pharmazeutischer Wissenschaft und Praxis den Gegenstand sehr sorgfältiger Untersuchungen bilden müssen. Daß hierbei auch die Tätigkeit der pharmazeutischen Hochschullehrer in ihrer Bedeutung für die Pharmazie beleuchtet werden muß, dürfte einer Betonung kaum bedürfen. Für die eingehende und umfassende Schilderung aller dem Apothekerstande entstammenden bedeutsamen Persönlichkeiten, zu denen die pharmazeutischen Hochschullehrer natürlich in erster Linie gehören, ist der biographische Teil bestimmt, der als eine Art pharmazeutisches Pantheon gedacht ist. Wenn jemals die Befürchtung bestanden haben sollte, als wäre für die Vertreter der pharmazeutischen Wissenschaft in der von mir befürworteten Geschichtschreibung und Lehre kaum noch Raum, so dürfte diese Darlegung ihre Gegenstands= losigkeit hinreichend erwiesen haben.

Die vier von mir angeführten Hauptgruppen einer Geschichte der Pharmazie dürften bei aller Knappheit der gemachten Einzelangaben den überwältigenden Reichtum der Pharmazie an geschichtlich Wert= vollem, nur ihr Eigenem, unwiderleglich offenbaren. Ein Reichtum, dem ein einzelner Sachwalter kaum zu genügen vermöchte. Was Tschirch, wie ich vorhin zitierte, von der Geschichte der Pharmakognosie sagte, scheint mir auch für die der Pharmazie zuzutreffen. Auch hier dürfte das wirkliche Ausschöpfen der Quellen die Lebensarbeit nicht eines, sondern vieler Forscher sein. Das neue Werk, das wir erhoffen, wird, wenn es tatsächlich umfassend sein soll, kaum der Feder eines einzelnen entstam= men. Es wird meines Erachtens, wie es Berendes schon geplant hatte, nur als Sammelwerk erscheinen können.

Eine auf den dargelegten Grundsätzen aufgebaute Geschichte der Pharmazie könnte mit einigem Recht den Anspruch darauf erheben, ein wirklich umfassendes Bild des Werdens und des Seins der Pharmazie, ihrer Vergangenheit und ihrer Gegenwart, gegeben zu haben.

Das Ziel steht hoch, aber es dürfte der Anstrengung wert sein, es zu erreichen.

III.
Die Geschichte der Pharmazie als Kulturgeschichte.

Vortrag gehalten am 23. September 1926, in der Abteilung Pharmazie, pharmazeutische Chemie und Pharmakognosie der 89. Versammlung deutscher Naturforscher und Ärzte in Düsseldorf.

Der Begriff der Kulturgeschichte läßt sich am besten durch die Ab= grenzung gegen die politische Geschichte definieren. Es ist selbstverständ= lich, daß diese beiden Bezeichungen ungeheure Gebiete umspannen, die ihrerseits wieder in die verschiedensten Unterabteilungen zerfallen. Die politische Geschichte ist die Schilderung der Kämpfe um die Macht in allen ihren Formen. Ihr Arbeits= und Forschungsgebiet zerfällt in zwei grundsätzlich unterschiedene Gruppen: in die Kämpfe zwischen Staaten und Völkern auf der einen, zwischen Ständen und Wirtschaftsgruppen auf der anderen Seite. Fraglos sind diese außen= und innerpolitischen Kämpfe aufs engste miteinander verquickt, sind die innerpolitischen Strei=

III. Die Geschichte der Pharmazie als Kulturgeschichte.

tigkeiten häufig nur die Folge, sind sie andererseits vielfach die Vorbereitung und der Anlaß außenpolitischer Geschehnisse. Und doch erfordern sie beide eine besondere Art der geschichtlichen Betrachtung und Behandlung, die erst dadurch, daß sie die außen= wie die innerpolitischen Kämpfe unter ihren eigenen Bedingungen und Bedingtheiten sieht und nachprüft, die Beziehungen beider zueinander ganz und vollständig aufzuhellen vermag.

Steht die politische Geschichte im Zeichen des Willens zum Herrschen, sei es auch um den Preis des Todes, so steht die Kulturgeschichte im Zeichen des Willens zum Sein, dessen wertvollster, dessen einziger Preis das Leben ist. So ist ihre Aufgabe die Schilderung dieses Seins in allen seinen Formen. Sie wird mithin sowohl der gedanklichen, der erkennenden Basierung dieses Seins, wie auch diesem Sein als solchem, dem Leben an sich, nachgehen müssen. Damit ist auch bei der Kulturgeschichte die Trennung in zwei Hauptgruppen gegeben: in die Schilderung des erkenntnisgemäßen Unterbaues der Kultur, der Entwicklung der Wissenschaften in ihrer ganzen Breite und Tiefe auf der einen und des auf diesem Unterbau sich abspielenden Prozesses der menschlichen Lebensführung und =gestaltung auf der anderen Seite.

Will man die beiden Gruppen der Kulturgeschichte schlagwortartig bezeichnen, so kann man die Geschichte des erkenntnisgemäßen Unterbaues der Kultur die Geschichte der strukturellen, die Geschichte des lebendigen Lebensprozesses, der sich an dieser Struktur und um sie herum entwickelt, die Geschichte der angewandten, der biologischen Kultur nennen.

In welche dieser beiden Gruppen gehört nun die Geschichte der Pharmazie? Die Antwort auf diese Frage ist unschwer gegeben. Wie bei dem Gesamtgebiet der angewandten Kultur, so bilden auch bei der Pharmazie die Wissenschaften das strukturelle Gerüst, den unentbehrlichen Unterbau, während die Pharmazie als solche den lebendigen Prozeß der dieses Gerüst umkleidenden Entwicklung und Gestaltung für die hier in Betracht kommenden Zwecke, die Arzneiversorgung in ihrem ganzen Umfange, darstellt. Es dürfte demnach klar sein, daß die „Pharmazie" nur als ein Teil der „angewandten", der „biologischen" Kultur angesehen werden kann, daß sie nur dann wirklich zu fassen, ja selbst in ihrem Wechselverhältnis zu den Wissenschaften erst ganz begreifbar ist, wenn sie unter den für sie wie für die gesamte biologische oder angewandte Kultur geltenden Bedingungen gesehen und geschildert wird.

Es ist selbstverständlich, daß diese Zugehörigkeit der Geschichte der Pharmazie zur Geschichte der angewandten Kultur sich auch an ihren Arbeitszielen nachweisen lassen muß. Ist das Arbeitsziel einer Geschichte der reinen Wissenschaften — der strukturellen Kultur — der Nachweis der sie beherrschenden und in ihnen wirksamen Gedanken, die

III. Die Geschichte der Pharmazie als Kulturgeschichte.

Darlegung der geschichtlichen Entwicklung der Forschungsergebnisse, so handelt es sich bei der Geschichte der angewandten Kultur um den Nachweis und die Aufdeckung der Auswirkung dieser Gedanken und Ergebnisse im Leben der Völker und der Menschheit, um die Einfangung dieses Lebens selber, seiner Artung und Gestaltung, um die Feststellung seines Auf und Ab, seiner jeweiligen Geschlossenheit oder Zerrissenheit.

Auf die Geschichte der Arzneiwissenschaften und die der Pharmazie übertragen: Bei der Geschichte der Arzneiwissenschaften sind die tragenden Ideen klarzulegen, denen die Einführung dieser oder jener Gruppe von Körpern, ihr Vorherrschen in der Therapie bestimmter Epochen, ihr Verschwinden und gegebenenfalls ihr Wiederauftauchen zuzuschreiben ist, muß die Geschichte der Findung oder Erfindung, vielleicht sogar — hier beginnt die Berührung mit der Geschichte der Medizin — der Anwendung der einzelnen Arzneikörper gegeben werden. Bei der Geschichte der Pharmazie ist nicht die Klarlegung der die Arzneiwissenschaften beherrschenden Gedanken und ihre historische Begründung, sondern nur die Nachwirkung ihres Einflusses auf das Wesen und den Charakter der Arzneiversorgung von Bedeutung. Nicht die Geschichte der verschiedenen Gruppen arzneilich verwendeter Körper (Chemikalien und Drogen) oder einzelner Arzneimittel, sondern die ihrer Verwendung innerhalb der praktischen Pharmazie, ihrer mehr oder minder umfangreichen Anerkennung (Aufnahme in die Arzneibücher) und ihrer technischen Verarbeitung für die Zwecke der Arzneiversorgung ist hier von Belang.

Vor allem aber, und das ist der bei allen Erörterungen dieser Art übersehene oder doch nicht genügend hervorgehobene Kernpunkt der ganzen Frage, die Geschichte der Pharmazie muß schon deshalb entschieden und grundsätzlich von der ihrer Hilfswissenschaften getrennt werden, weil die Aufgabe der Pharmazie als solcher, unbeschadet von der wissenschaftlichen Forschertätigkeit vieler ihrer Mitglieder, ja gar nicht die Bewahrung, Hütung und Fortführung einer oder aller dieser Wissenschaften, sondern die Ausübung einer außerordentlich wichtigen Funktion innerhalb der angewandten, der „biologischen" Kultur, die Ausübung der Arzneiversorgung ist. Diese Funktion ist mit dem Lebensprozeß der Völker aufs innigste verknüpft, ihre Arten und Formen, ihre gesetzlichen Bindungen und ihre ethischen Inhalte werden, ganz abgesehen von der selbstverständlichen Verwendung der für sie in Betracht kommenden wissenschaftlichen Vorbedingungen, auf das nachhaltigste von der kulturellen Gesamtatmosphäre der einzelnen Kulturepochen der Menschheit und Kulturzustände der Völker beeinflußt. Somit müssen diese Arten und Formen, diese Bindungen und Inhalte, sowie alle sonstigen Beziehungen der Pharmazie zum allgemeinen kulturellen Lebensprozeß im Mittelpunkt der Geschichte der Pharmazie stehen, und die Geschichte der Arzneiwissenschaften kann hierbei nur insoweit berücksichtigt werden,

III. Die Geschichte der Pharmazie als Kulturgeschichte. 35

als ihre Ergebnisse jeweilig für die Arzneiversorgung von Bedeutung waren. Wie diese Berücksichtigung zu verstehen ist, bringt der von Walther Zimmermann, Illenau herrührende § 3 der Richtlinien der am 18. August 1926 unter dem Vorsitz und auf Anregung des Dozenten für Geschichte der Pharmazie an der Universität Innsbruck, Dr. Ludwig Winkler, neugegründeten Gesellschaft für Geschichte der Pharmazie wie folgt zum Ausdruck:

„Die Geschichte der grundlegenden, der Hilfs- und Grenzwissenschaften ist nur so weit zu verfolgen, als sie zur praktischen Pharmazie führen oder von ihr ausgehen."

Dieser Satz präzisiert die Grenzen der Geschichtschreibung und -lehre der Pharmazie mit vorbildlicher Eindeutigkeit und Klarheit. Erst mit der Einfügung in den Arzneischatz wird ein Arzneimittel der praktischen Pharmazie zugeführt und die Wichtigkeit der Gruppe, der es angehört, innerhalb der Arzneiversorgung entscheidet darüber, ob eine kurze Erörterung allgemeiner Natur bezüglich dieser Gruppe erforderlich ist. So werden derartige allgemeine Darlegungen über Arzneimittelsynthese, Chemotherapie und Serologie um so weniger unterlassen werden dürfen, als die diesen Gebieten und Methoden entstammenden praktischen Ergebnisse für die Pharmazie von wesentlicher, zum Teil einschneidender Bedeutung waren. Die Notwendigkeit einer klaren Aufweisung dieser Bedeutung bildet den Grund und — die Grenze der pharmaziehistorischen Beschäftigung mit pharmakologisch-therapeutischen, pharmazeutisch-chemischen und pharmakognostischen Theorien und Problemen. Daß wissenschaftliche Anregungen oder Taten, die von der Pharmazie oder von Pharmazeuten ausgingen oder ausgehen, eine ihrer Bedeutung entsprechende Schilderung finden müssen, ist eine Selbstverständlichkeit. So gesehen, verliert der Begriff „Arzneiversorgung" die anscheinend in ihm liegende ausschließliche Begrenzung auf das rein Gewerbliche. Er weitet sich zum Arzneiwesen, ohne die dem Auftreten der Arzneimittel innerhalb des Arzneischatzes im Einzelnen vorausgehende wissenschaftliche Arbeit, sowie die therapeutisch-pharmakologischen Inhalte dieser Bezeichnung mit zu umfassen. Das Ausscheiden dieser Elemente des „Arzneiwesens" für die pharmaziehistorische Betrachtung war der Anlaß für die Wahl des den Kreis enger, aber gerade deshalb treffender ziehenden Wortes „Arzneiversorgung".

Es ist ein fast unübersehbarer Stoff, der hier der Ordnung der Bearbeitung, der systematischen Darstellung harrt. Das von mir in meinem Vortrage auf der Innsbrucker Naturforscherversammlung kurz skizzierte Programm, das die bereits erwähnte Gesellschaft für Geschichte der Pharmazie anerkannt und zu dem ihren gemacht hat, gibt von der Fülle des Materials nur einen ganz ungefähren Begriff. Die dort genannten vier großen Teilgebiete der Pharmazie, das Apothekenwesen, Pharma-

zeutische Technik, Pharmazeutische Kulturgeschichte und Pharmazeutisch=
Biographisches, sind außerordentlich weite Rahmen, die nur sehr all=
mählich ausgefüllt werden dürften. So gehören in die Rubrik „Phar=
mazeutische Technik" neben der Schilderung der in der Arzneiherstellung
jemals üblich gewesenen Arbeitsmethoden und der dabei benutzten Hilfs=
geräte auch die Beschreibung aller in der Pharmazie je angewendeten
Gewichte und Maße und der für sie gebrauchten Zeichen und Bezeichnun=
gen, die Klarlegung der Rolle, die der Entwicklung des „Technischen"
für die Entwicklung der Arbeitsteilung auf dem Gebiete der Arznei=
herstellung zukommt. So umfaßt die Rubrik „Pharmazeutische Kultur=
geschichte" meines Innsbrucker Programms bzw. der Richtlinien der
Gesellschaft für Geschichte der Pharmazie alle Beziehungen der Phar=
mazie und der Pharmazeuten zur ästhetischen, zur künstlerischen Kultur
und zugleich die Darstellung ihrer jeweiligen soziologischen Lagerung,
muß innerhalb ihres Rahmens das gesamte Kulturgut der alten Apothe=
ken auf seinen Zusammenhang mit der allgemeinen Kulturatmosphäre
der in Betracht kommenden Zeiten und auf seine spezifische pharmazeu=
tische Sonderart untersucht werden. Bei der Unzahl bedeutender Persön=
lichkeiten, mit denen die Pharmazie sich selber geschmückt, die sie in noch
erheblich höherem Maße ihren Hilfswissenschaften und allen nur denk=
baren Zweigen der Künste und Gewerbe geschenkt hat, bedürfen der Um=
fang und die Vielseitigkeit der biographisch=pharmazeutischen Arbeits=
gebiete, die Notwendigkeit der Kenntnis der verschiedensten Formen des
kulturellen Lebens keiner besonderen Erläuterung. Das Gebiet „Das
Apothekenwesen" endlich, in dem die ganze gewerbliche Entwicklung der
Arzneiversorgung vollständig, klar und geschlossen zur Darstellung ge=
bracht werden muß, umfaßt den Arzneimittelverkehr in= und außerhalb
der Apotheken in allen seinen zeitgebundenen Formen und Arten. Eine
Geschichte der Arzneibücher und =taxen muß hier den Unterbau geben.
Eine Schilderung der Zusammenhänge zwischen den angestrebten und
zur Durchführung gelangten Änderungen der gesetzlichen Struktur der
Pharmazie und den durch die Entwicklung ihrer wissenschaftlichen und
wirtschaftlichen Grundlagen bedingten Änderungen des pharmazeuti=
schen Gewerbebetriebes muß ein klares und vollständiges Bild des all=
mählichen Übergangs von der individuellen zur kollektivistischen oder
doch auf Massengesichtspunkte eingestellten Arzneiversorgung entrollen.
Daneben gehören hierher geschichtliche Darstellungen des pharmazeutischen
Ausbildungsgangs, der pharmazeutischen Presse, Vereine, Gesellschaften
und der gesamten pharmazeutischen Literatur. Daß die ethischen Inhalte
der Pharmazie bei diesen Untersuchungen und Schilderungen eine wesent=
liche Rolle zu spielen haben, ist eine Selbstverständlichkeit.

Wie so mancher Streit, so beruht auch der über die Aufgaben der
Geschichtschreibung und =lehre der Pharmazie zum großen Teile auf

III. Die Geschichte der Pharmazie als Kulturgeschichte.   37

einem Mißverständnis, auf der Annahme, die Ausschaltung der Geschichte der reinen Arzneiwissenschaften aus der Geschichte der Pharmazie bedeute eine Verkennung ihrer Wichtigkeit für den Apotheker, wäre gleichbedeutend mit ihrer Ausschaltung aus dem pharmazeutischen Werdegang. In Wirklichkeit ist weder das eine noch das andere der Fall. Der Apotheker soll die Geschichte seiner Hilfswissenschaften nicht nur nach wie vor, er soll sie im Gegenteil besser und gründlicher kennenlernen als bisher. Aber gerade zu dieser besseren und gründlicheren Kenntnis verhilft man ihm, wenn man ihm die Geschichte der Arzneimittel da nahezubringen sucht, wo sie ihren angestammten Platz hat, gelegentlich des Unterrichts in den Arzneiwissenschaften als solchen. Der Unterricht der pharmazeutischen Chemie soll und muß auch die Geschichte dieses Wissenszweiges, der pharmakognostische Unterricht die Geschichte der pflanzlichen und tierischen Drogen und Arzneimittel berücksichtigen. Richten besonders interessierte Lehrer dieser Disziplinen Sondervorlesungen für die Geschichte ihrer Spezialwissenszweige ein, so wäre das eine von den Pharmaziestudierenden sicher gern benutzte Gelegenheit zu weitergehenderer Unterrichtung auf diesen Gebieten, als sie ihnen gemeinhin möglich ist. Aber diese Vorlesungen müssen als Kollegs über die Geschichte der pharmazeutischen Chemie, die Geschichte der Pharmakognosie, oder, wenn sie wirklich das gesamte Gebiet der Arzneiwissenschaften umfassen, die Geschichte dieser bezeichnet sein. Sie dürfen nicht als Vorlesungen über die Geschichte der Pharmazie angekündigt und gehalten werden.

Vor allem aber sollten die Lehrbücher der pharmazeutischen Chemie und der Pharmakognosie der Notwendigkeit geschichtlicher Hinweise Rechnung tragen. Es ist außerordentlich kennzeichnend, daß die bahnbrechenden Geister auf dem Gebiete der genannten beiden Wissenschaften auch in dieser Frage längst die richtigen Wege beschritten haben. Ernst Schmidt hat in seinem ausführlichen Lehrbuch der pharmazeutischen Chemie bei einer ganzen Anzahl von chemischen Körpern und Präparaten eine kurze historische Darstellung, in einem besonderen Verzeichnis eine Übersicht über ältere Forscher auf dem Gebiete seiner Wissenschaft gegeben. Alexander Tschirch hat in seinem Handbuch der Pharmakognosie eine historische Arbeit geleistet, die als grundlegend für die Geschichte der tierischen und pflanzlichen Arzneimittel angesehen werden muß. Eine Arbeit, die — ein untrüglicher Beweis für die besonders enge Verbundenheit gerade der Pharmakognosie mit der eigentlichen Pharmazie, für die siamesische Zwillingsnatur beider — vielfach bereits in das Gebiet der Geschichte der Pharmazie herübergreift.

Erfreulicherweise ist in den Jahren nach dem Weltkriege das Interesse an der pharmazeutischen Geschichtschreibung und -lehre außerordentlich gewachsen. Eine Reihe neu aufgetauchter, bisher wenig oder gar nicht bekannter Autorennamen, eine Fülle von Veröffentlichungen pharma=

III. Die Geschichte der Pharmazie als Kulturgeschichte.

zeutisch=historischen Inhalts in den pharmazeutischen Fachblättern beweisen den Zustrom junger Kräfte und frischer Impulse zur Geschichtschreibung und =lehre der Pharmazie. Betrachtet man diese Veröffentlichungen unter dem Gesichtspunkt des hier Ausgeführten, so ergibt sich, daß sie fast durchgängig sich auf der Linie bewegen, die in diesen Darlegungen als die einzig in Betracht kommende bezeichnet worden ist, daß sie in ihrer weitaus überwiegenden Mehrzahl Gebiete der oben gekennzeichneten „Arzneiversorgung", nicht der reinen Arzneiwissenschaften behandeln, daß in ihnen Geschichte der Pharmazie als angewandte Kulturgeschichte betrieben wird. So gilt es lediglich, die Einhaltung dieser Linie zu sichern, der instinktmäßig richtigen Einstellung die erforderliche begriffliche Unterlage zu geben.

In meinen bisherigen Vorträgen über die Geschichtschreibung der Pharmazie in Berlin und auf der Naturforscherversammlung in Innsbruck habe ich die besondere Stellung und die besonderen Aufgaben der Geschichte der Pharmazie vom Standpunkte der historischen Methodik, von dem des praktischen Apothekers und schließlich von dem der Arzneiwissenschaften aus umrissen. Ich habe es diesmal vom Standpunkt der Kulturgeschichte aus getan und damit den Ring der Beweisführung geschlossen.

Die Bedeutung klarer Abgrenzungen der einzelnen Arbeitsgebiete für Lehre, Forschung und Erkenntnis dürfte gerade auf einer Naturforschertagung einer besonderen Erläuterung nicht bedürfen. Beruht ja der ungeheure Fortschritt der Naturwissenschaften im Laufe des letzten Jahrhunderts insbesondere auf der gerade bei ihnen mit aller Schärfe durchgeführten Spezialisierung. So wird auch die Geschichte der Pharmazie erst mit dem Augenblick aus einer liebhaberisch betriebenen Betätigung zu einer systematischen Disziplin werden, wenn sie sich im Sinne dieser Ausführungen spezialisiert und so ihren klarumrissenen Platz innerhalb der allgemeinen Kulturgeschichte einnimmt. Nur wenn sie die Pharmazie als einen lebendigen Teil der angewandten, der biologischen Kultur betrachtet und zum Objekt ihrer Darstellung und Lehre macht, wird die Geschichte der Pharmazie allen Zusammenhängen zwischen der Pharmazie und der allgemeinen Kultur gerecht werden, wird sie ihnen den richtigen Wertakzent und die ihnen zukommende Bedeutung geben können.

Die Tatsache, daß es der Geschichte der Pharmazie an einer derartigen Spezialisierung, an einer klaren Abgrenzung ihres Arbeitsgebietes bisher gefehlt hat, kann wohl auch als der Hauptgrund dafür angesehen werden, daß sie im Rahmen der allgemeinen Kulturgeschichte zur Zeit nur eine ganz untergeordnete Rolle spielt und sich nicht die Stellung und Beachtung errungen hat, die ihr im Verhältnis zu der Bedeutung der Pharmazie im Rahmen der Gesamtkultur gebührt. Es muß die Aufgabe des

Apothekerstandes und der pharmazeutischen Hochschullehrer sein, der Geschichte der Pharmazie zu einer Ausgestaltung im Sinne dieser Ausführungen und damit zugleich zu der Stellung innerhalb der allgemeinen Kulturgeschichte zu verhelfen, auf die sie einen wohlbegründeten und berechtigten Anspruch hat.

Wieweit die bereits erwähnte, am 18. August 1926 gegründete Gesellschaft für Geschichte der Pharmazie auf dem Boden der hier vertretenen Anschauungen steht, geht aus ihrer nachstehend abgedruckten Satzung nebst Richtlinien mit genügender Klarheit hervor. Je mehr die Gesellschaft seitens des Apothekerstandes und der pharmazeutischen Hochschullehrer durch Beitritt und Mitarbeit unterstützt wird, desto größer ist die Hoffnung, in absehbarer Zeit pharmazeutisch-historische Arbeiten bedeutsamen Inhalts, vielleicht sogar die neue, den hier skizzierten Grundsätzen entsprechende Geschichte der Pharmazie erwarten zu dürfen.

Anhang.
Satzung und Richtlinien der Gesellschaft für Geschichte der Pharmazie
beschlossen in Innsbruck am 18. August 1926[1]).

a) Satzung.

§ 1. Die Mitglieder der Gesellschaft zerfallen in tätige und unterstützende Mitglieder.

§ 2. Zweck der Gesellschaft ist die Förderung der pharmazeutischen Geschichtschreibung und -lehre. Die von der Gesellschaft aufgestellten Richtlinien über die Ziele und Grenzen der Geschichte der Pharmazie sind für die tätigen Mitglieder verbindlich und auch deren akademischer Lehrtätigkeit zugrunde zu legen. Für eine angemessene, diesen Richtlinien sinngemäß entsprechende akademische Vertretung der Geschichte der Pharmazie hat die Gesellschaft mit aller Kraft einzutreten.

---

[1]) Es ist verschiedentlich, zuerst und insbesondere von Herrn Geh. Rat Thoms, darauf hingewiesen worden, daß die strenge Begriffs- und Arbeitsabgrenzung, die in den hier veröffentlichten Vorträgen für die Geschichte der Pharmazie als solche gegeben ist, einer Gesellschaft für Geschichte der Pharmazie nicht zur verpflichtenden Richtschnur gemacht werden könne, da sonst die Arbeit ihrer Mitglieder eine sowohl im Interesse der Geschichte der Naturwissenschaften wie in dem der Geschichte der Pharmazie unerwünschte Einengung erführe. Es wird Sache der ersten Hauptversammlung der Gesellschaft für Geschichte der Pharmazie sein müssen, eine Revision der Satzung im Sinne dieser Auffassung in Erwägung zu ziehen.

§ 3. Die tätigen Mitglieder der Gesellschaft verpflichten sich zu gegenseitiger Unterstützung innerhalb der jeweilig von ihnen in Angriff genommenen, der Gesellschaft bekanntzugebenden Arbeitsgebiete durch Zuweisung ihnen bekannten Materials und sonstige zweckdienliche Hinweise. Bei einer anzustrebenden Neubearbeitung der Geschichte der Pharmazie erfolgt im gegenseitigen Einvernehmen eine Verteilung der einzelnen Arbeitsgebiete unter die tätigen Mitglieder der Gesellschaft.

§ 4. Eine Zentralstelle sammelt alles pharmaziegeschichtliche Material aus allen Fachzeitungen und sonstigen Quellen und macht den tätigen Mitgliedern in bestimmten Zeitabschnitten Angaben über die gesammelten Notizen und Arbeiten. Umgekehrt geben die tätigen und unterstützenden Mitglieder ihrerseits der Zentralstelle Nachricht von den zu ihrer Kenntnis gelangenden pharmazeutisch-historischen Funden und Neuerscheinungen.

§ 5. Die Bekanntmachungen der Gesellschaft werden je nach Bedarf der gesamten Fachpresse der in Betracht kommenden Länder zur Veröffentlichung übergeben. Jährlich einmal wird an gleicher Stelle ein Tätigkeitsbericht erstattet.

§ 6. Die Gesellschaft wählt in dreijährigem Wechsel einen Vorstand, bestehend aus einem Vorsitzenden, einem ersten Schriftführer, der zugleich stellvertretender Vorsitzender ist, einem zweiten Schriftführer, einem Schatzmeister und dem Leiter der nach § 4 der Satzung errichteten Zentralstelle. Dem Vorstand sind angegliedert die in gleichem Wechsel zu wählenden landsmannschaftlichen Vertrauensleute der Gesellschaft.

§ 7. Der jährliche Mindestbeitrag beträgt 5 Goldmark oder der Gegenwert in der betreffenden Landeswährung.

b) Richtlinien gemäß § 2 der Satzung.

§ 1. Die Gesellschaft sieht in der Pharmazie einen auf wissenschaftlicher Grundlage beruhenden praktischen Beruf im Dienste der Volksgesundheit.

§ 2. Unter Geschichte der Pharmazie versteht die Gesellschaft demnach die Darstellung der historischen Entwicklung dieses Berufs sowohl in seinen wissenschaftlichen, sich innerhalb der Arzneiversorgung auswirkenden Grundlagen, wie auch in allen seinen technischen, gesetzlichen, wirtschaftlichen, ethischen und kulturellen Erscheinungen und Beziehungen.

§ 3. Die Geschichte der grundlegenden, der Hilfs- und Grenzwissenschaften ist nur so weit zu verfolgen, als sie zur praktischen Pharmazie führen oder von ihr ausgehen.

§ 4. Somit ergeben sich folgende Arbeitsgebiete für die Geschichte der Pharmazie:

1. Das Apothekenwesen. (Schilderung der Entwicklung des Apothekengewerbes in rechtlicher und materieller Hinsicht, der Apothekenbetriebssysteme, der fachpolitischen Strömungen und Reformbewegungen sowie der Wandlungen innerhalb der wissenschaftlichen Anschauungen.)

2. Pharmazeutische Technik. (Schilderung der gesamten pharmazeutischen Technik einschließlich aller Hilfsgeräte.)

3. Pharmazeutische Kulturgeschichte. (Schilderung des Apothekerbürgers und seiner sozialen Stellung innerhalb der verschiedenen Zeitalter, der Bedeutung der Apotheken innerhalb der allgemeinen kulturgeschichtlichen Entwicklung, die Beschreibung bemerkenswerter Apothekenbauten und -einrichtungen und schließlich die Schilderung des Apothekers als Objekt und Subjekt der Literatur und der Kunst.)

4. Pharmazeutisch-Biographisches. (Sammlung kurzer und doch erschöpfender Lebensbeschreibungen aller Männer und Frauen, die, dem Apothekerstande entstammend, in ihm oder auf anderen Gebieten Hervorragendes geleistet haben.)

Druck von C. G. Röder G. m. b. H., Leipzig.

Verlag von Julius Springer in Berlin W 9

Der Apotheker im Spiegel der Literatur

Von

Georg Urdang

VI, 157 Seiten. 1921. Gebunden RM 3.—

Aus den zahlreichen Besprechungen:

Ganz vortreffliche, von ganz erstaunlicher Quellenkenntnis und in seiner Stellung als Redakteur an der Pharmazeutischen Zeitung in Berlin mit dem Leserkreis erarbeiteter Personenkenntnis gestützte Schilderung der Psycho- oder Psychopathologie des Apothekers ... Verfasser nahm mir zu meiner Freude die Feder aus der Hand. Seine vortreffliche Arbeit wird für die Einschätzung des Apothekers stets von Wert sein.

(Hermann Schelenz in „Mitteilungen zur Geschichte der Medizin und Naturwissenschaften".)

Aus pharmazeutischer Vorzeit in Bild und Wort.

Von **Hermann Peters**. Erster Band. Mit zahlreichen in den Text gedruckten Abbildungen und 1 Tafel. Dritte, umgearbeitete Auflage. XIV, 296 Seiten. 1910. RM 7.—

Neue Folge. Mit zahlreichen Textabbildungen. Zweite, vermehrte Auflage. XIV, 321 Seiten. 1899. Unveränderter Neudruck. In Vorbereitung.

Zur Geschichte der pharmazeutisch-chemischen Destilliergeräte.

Von **Hermann Schelenz**. Mit vielen Abbildungen im Text. 169 Seiten. 1911. RM 3.—

Die deutschen Militärapotheker im Weltkriege,

ihre Tätigkeit und Erfahrungen. Unter Mitwirkung zahlreicher Fachgenossen herausgegeben von Dr. **G. Devin**, Oberstabsapotheker im Reichswehrministerium Berlin. X, 388 Seiten. 1920. RM 11.—; gebunden RM 13.40

Die Alchemie des Geber.

Übersetzt und erklärt von Dr. **Ernst Darmstaedter**. Mit 10 Lichtdrucktafeln. X, 202 Seiten. 1922.
RM 12.—; gebunden RM 13.25

Alchemistische Rezepte des späten Mittelalters.

Aus dem Griechischen übersetzt von **Otto Lagercrantz**. 22 Seiten. 1925. RM 1.80

Entstehung und Ausbreitung der Alchemie.

Mit einem Anhange: Zur älteren Geschichte der Metalle. Ein Beitrag zur Kulturgeschichte von Prof. Dr. **Edmund O. von Lippmann**, Dr.-Ing. e. h. der Technischen Hochschule zu Dresden, Direktor der „Zuckerraffinerie Halle" in Halle a. S. XVI, 742 Seiten. 1919. RM 25.—

Verlag von Julius Springer in Berlin W 9

Hagers Handbuch der Pharmazeutischen Praxis. Für Apotheker, Ärzte, Drogisten und Medizinalbeamte. Unter Mitwirkung von Dr. phil. E. Rimbach, o. Honorarprofessor an der Universität Bonn, Dr. phil. E. Mannheim†, a. o. Professor an der Universität Bonn, Dr.-Ing. L. Hartwig, Direktor des Städt. Nahrungsmittel-Untersuchungsamtes in Halle a. S., Dr. med. E. Bachem, a. o. Professor an der Universität Bonn, Dr. med. W. Hilgers, Privatdozent an der Universität Königsberg, vollständig neu bearbeitet und herausgegeben von Dr. G. Frerichs, o. Professor der Pharmazeutischen Chemie und Direktor des Pharmazeutischen Instituts der Universität Bonn, G. Arends, Medizinalrat, Apotheker in Chemnitz i. S., Dr. H. Zörnig, o. Professor der Pharmakognosie und Direktor der Pharmazeutischen Anstalt der Universität Basel.
Erster Band. Mit 282 Abbild. XI, 1573 Seiten. 1925. Gebunden RM 57.—
Zweiter (Schluß-) Band.   Erscheint Anfang 1927.

Neues pharmazeutisches Manual. Von Eugen Dieterich. Vierzehnte, verbesserte und erweiterte Auflage, bearbeitet von Dr. Wilhelm Kerkhof, ehemaligem Direktor der Chemischen Fabrik Helfenberg A.-G., vormals Eugen Dieterich, herausgegeben von der Chemischen Fabrik Helfenberg A.-G., vormals Eugen Dieterich, Helfenberg bei Dresden. Mit 156 Textabbildungen. VIII, 825 Seiten. 1924.   Gebunden RM 22.20

Grundzüge der praktischen Pharmazie. Von Dr. phil. Richard Brieger, Apotheker und Redakteur an der Pharmazeutischen Zeitung. Sechste, völlig neubearbeitete Auflage der „Schule der Pharmazie, praktischer Teil von Dr. E. Mylius". Mit 160 Textabbildungen. VIII, 358 Seiten. 1926.   Gebunden RM 14.70

Grundzüge der pharmazeutischen und medizinischen Chemie für Studierende der Pharmazie und Medizin bearbeitet von Professor Dr. Hermann Thoms, Geh. Regierungsrat und Direktor des Pharmazeutischen Instituts der Universität Berlin. Siebente, verbesserte und erweiterte Auflage der „Schule der Pharmazie, Chemischer Teil". Mit 108 Textabbildungen. 556 Seiten. 1921.   Gebunden RM 10.—

Lehrbuch der Pharmakognosie. Von Dr. Ernst Gilg, Professor der Botanik und Pharmakognosie an der Universität Berlin, Kustos am Botanischen Museum Berlin-Dahlem, und Dr. Wilhelm Brandt, Professor der Pharmakognosie an der Universität Frankfurt a. M. Dritte, stark vermehrte und verbesserte Auflage. Mit 407 Abbildungen. XIX, 423 Seiten. 1922.   Gebunden RM 10.—

Die kaufmännische Apothekenführung und die Spezialitätenfabrikation. Von Dr. phil. Richard Brieger, Apotheker. IV, 148 Seiten. 1926.   RM 6.75; gebunden RM 7.80

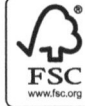

MIX
Papier aus verantwortungsvollen Quellen
Paper from responsible sources
FSC® C105338

If you have any concerns about our products,
you can contact us on
ProductSafety@springernature.com

In case Publisher is established outside the EU,
the EU authorized representative is:
Springer Nature Customer Service Center GmbH
Europaplatz 3, 69115 Heidelberg, Germany

Printed by Libri Plureos GmbH
in Hamburg, Germany